目標管理のための面接マニュアル

看護職のやりがい支援・キャリア開発の秘訣

まえがき

　日本経済の成長は低迷を続け，生産性を重視する社会から質を重視する社会へ移行したといわれて久しい。人々の価値観も多様化し，看護職のやりがい感・生きがい感も変化している。一方で，医療経済は逼迫し，医療者にはなじみにくい「勝ち組・負け組」という言葉で差別化が図られている。そのような社会状況の中で，医療機関も生き残りをかけた組織変革が迫られている。スタッフ一人ひとりの仕事に取り組む姿勢をいかに高め，いかに組織力につなげるか，個人の成長と組織の成長の統合が重要課題である。つまり，限られた人的資源をいかに有効に活用するかが問われている。

　私は，兵庫県三木市立三木市民病院で10年間看護部長の役割を担ってきた。看護部を運営する上でモットーとしてきたことは，「質の高いケアをすることに看護の価値を見出し，やりがいを支援し合い，一人ひとりが自己の成長を実感できる組織づくり」である。看護の機能を考える時，ケアの質，やりがい，自己成長は切り離すことのできない重要な要素であり，それを追求することが臨床現場の管理者に課せられた責務であると考えている。

　当看護部では，平成9年から「やりがい支援の個人目標管理」を取り入れた。目標管理は，組織全体で個人の目標達成を支援し合うシステムがなければ，成果に結びつけることは難しい。そのプロセスに支援者がどうかかわるかが，成果を出せるか出せないかの分かれ道だと考えている。当看護部では，目標設定の段階から達成に向けて取り組む全プロセスを，課長（看護課長）はじめ，主任，チームリーダー，そのほかのスタッフ全員が支援するシステムを構築してきた。現任教育においても，目標管理のプロセスにリンクさせたプログラムを組んでいる。

　細川[1]は，目標管理失敗の要因として，①部下の自立性を尊重し，管理者が部下にかかわらない，②部下の意欲に関心を示さず，管理者は結果を評価して終わりにする——の2点を挙げている。私は，それに加えて，部下の成長欲を引き出す職場風土ができていないことを挙げたい。心のこもったケアを実践することに看護の価値を見出せる風土・やりがいを感じて，生き生きとキャリアを発展させることの楽しさを共に味わう風土である。看護の対象は患者であり，患者に良いケアをすることが絶対条件である。それを軽視しては看護職のやりがいや自己成長はあり得ないし組織の成長もあり得ない。

　目標管理は，今や看護界のトレンドとして注目を集めている。しかし，必ずしもうまく機能しているとはいえないのが実情のようである。看護職が目指す目標管理は，一般企業が行ってきたノルマ管理ではなく，スタッフを管理する道具だとも考えていない。私たちが目指しているのは，一人ひとりの自己成長を支援し，個人の成長と組織の成長を促進さ

せることである。そして，限られた人的資源を有効に活用することで，医療経済が悪化する中でも看護の質の向上を追求し続けることである。

　目標管理を人的資源活用の道具として位置づけるなら，今一度看護の原点に立ち戻られることをお勧めしたい。私たちは誰のために看護活動をし，何のために看護師として採用されて，そして，何のために目標管理をしようとしているのかの原点に立ち戻ることである。それをスタッフ全員が共通認識するところから始められることをお勧めしたい。

　目標管理とは，正しくは「目標による自己管理」である。個人が自分のキャリアに合った目標を立て，目標を一つひとつクリアすることで，組織の目標達成を図りながら，スタッフ一人ひとりが自分の成長に責任を持つことである。言い換えれば，スタッフ一人ひとりが組織にとって大切な人材として成長するのを支援するシステムであり，「自分のキャリアは自分で開発する」という姿勢を養うものである。目標管理は，個人目標管理だけが注目を集めている向きがあるが，所属目標・委員会目標など，私たちが目標としているすべてが対象になることも付け加えたい。

　本書では，三木市民病院で培ってきた目標による管理の理念と手法を実例を交えて紹介する。まだまだ十分とはいえないが，目標管理を効果的に機能させる上での参考になれば幸いである。

平成15年11月
多羅尾美智代

＊おことわり
　　平成14年，看護職の名称変更に伴って，三木市民病院では，婦長の役職名を「課長」にした。本書で述べている「課長」は，従来の婦長である。それぞれの施設の看護単位の責任者と読み換えていただきたい。

引用・参考文献
　1）細川政宏：株式会社ヒューマンスキル開発センター　統括管理部長・主任講師　部下にやる気を起こさせるコーチングスキル，目標管理面接技法を用いて，月刊ナースマネジャー，Vol.4，No.6，P.17，2002.

血の通ったシステムの構築
～推薦の言葉として

　いまの時代，病院も経営が問われる時代となった。病院機能評価項目には目標管理があがり，今や目標管理は経営の必須アイテムの一つとして導入されつつある。

　しかし，ここで私たちはもう一度問い直す必要がないだろうか。

　目標管理とは何のために導入するのか。自院に導入することで，どのような看護を提供しようとしているのだろうかと。多くの病院では，看護職が最も経営感覚に目覚め，先陣を切って変革推進者たらんと頑張っている。しかし，新しい物好きが，われもわれもと飛びつくように新しいシステムを導入すれば，急激に病院が活性化され，看護の質が向上するものではない。システムなどというものはそれを使う人間によって凶器ともなれば，革命の道具にだってなる。

　目標管理も同様である。これを「目標を持つことでノルマ管理されている」とスタッフが考えたとしたら，本末転倒である。スタッフ一人ひとりが目標を持ち，自身をセルフマネジメントし，モチベーションを高め，仕事に手応えを感じていくことにこそ，目標管理導入の真髄があるのである。そのためには，システムに血を通わさなければならない。

　本書は，まさにそれを証明してくれている。一人ひとりの看護スタッフが大切に扱われ，自分自身を職場の中で活性化していく様子が脈々と盛り込まれている。システムを血の通った，生き生きとしたものにするには，このような一人ひとりの自立的な活動を温かく見守り，チャンスを与えていく職場のあり方が問われるのである。

　目標管理に行き詰っている管理者，看護スタッフに本書をお薦めしたい。読後には「そうか，こんなふうに考えればうまくいくんだ」「日々の繰り返しこそが重要なのだ」と気づかされることだろう。

平成15年11月

愛知県立看護大学　看護教育・管理学　助教授

平井さよ子

CONTENTS

序章　どうして目標管理を行うのか（多羅尾美智代） 7

- 8 　1．病院・看護部門の活性化～職場の風土づくり
- 14　2．院内教育のバージョンアップ
- 16　3．能力主義から成果主義へ
- 21　4．スタッフのやりがい支援・キャリア開発の手段として

第1章　目標管理の考え方とその実際 25

- 26　1．目標管理～所属目標のつくり方・行動計画・評価（多羅尾美智代）
- 36　2．自己目標管理シートの作成と活用（藤田一枝）
- 50　3．目標による管理を定着させるために実践したこと（藤田一枝）
- 64　4．個人目標管理～成果目標のつくり方・具体的実施計画・評価（多羅尾美智代）
- 67　5．院内教育と目標管理をリンクさせる（多羅尾美智代）

第2章　個人目標管理における面接・スタッフ指導の進め方 103

- 104　1．面接者の心構え～コーチングの活用（多羅尾美智代）
- 115　2．面接の実際～初回・中間・最終（多羅尾美智代）
- 118　3．面接のための準備～フィードバックメモの活用（多羅尾美智代）
- 121　4．面接の進め方～事例を通して（市原和江）

第3章　目標管理・面接事例集　129

- 130 ｜事例1　卒後38年目のベテラン准看護師のやりがいを支援した面接
- 134 ｜事例2　スタッフのキャリア開発を支援した面接
- 138 ｜事例3　目標達成への意識づけを促した面接
- 142 ｜事例4　新たなことへの挑戦を支援した面接
- 146 ｜事例5　まじめなあまりに自信をなくしていたスタッフを支援した面接
- 151 ｜事例6　これからリーダーとなるスタッフの成長を目指した面接
- 155 ｜事例7　チームリーダーの役割支援を目指した面接
- 159 ｜事例8　新人の成長を支援する面接
- 163 ｜事例9　外来パートナースのやりがいを支援した面接
- 167 ｜事例10　看護補助員のやりがい支援につながった面接
- 171 ｜事例11　主任リーダーとしてのあり方を支援した面接
- 175 ｜事例12　課長の管理者としての成長を支援した面接
- 178 ｜事例13　課長の病棟運営を支援した面接
- 181 ｜事例14　スタッフからの評価が厳しかった課長への面接

第4章　目標管理・面接Q&A（多羅尾美智代）　185

- 186 ｜Q1　勤務時間内に面接をするには時間的余裕がありません。どうすればよいですか？
- 187 ｜Q2　1回の面接時間はどれぐらいが適当ですか？
- 188 ｜Q3　勤務異動をして間がないのでスタッフのことがよくわかりません。それでも面接はした方がよいですか？
- 189 ｜Q4　私は看護部長ですが，課長の面接もした方がよいのですか。評価はどうすればよいですか？
- 190 ｜Q5　主任が実際に現場でスタッフ指導をするので，主任と一緒に面接をしようと思うのですが，それでもよいのですか？

191	Q6	人数が多すぎて課長一人ではできません。主任に面接をさせてもよいですか？
192	Q7	年度の途中で異動するスタッフへの面接はどうしたらよいですか？
193	Q8	特に問題のないスタッフにも面接はした方がよいですか？
194	Q9	具体性のない目標へのアドバイスを教えてください。
195	Q10	面接の時にいろいろと要求をしてくるスタッフがいます。どう対応すればよいですか？
196	Q11	とてもよく頑張っているのに，目標が達成できなかった人の場合，評価は何を基準にすればよいですか？
197	Q12	ベテランなのに，低い目標しか出てこないスタッフがいます。適切な目標を出せるようにするには，どうかかわればよいですか？
198	Q13	「特に言うことありません」と白けているスタッフへの面接スキルはどうしたらよいですか？
199	Q14	自分の能力以上の目標を出してくるスタッフがいます。目標を下げてほしいとは言えないので，どうしたらよいですか。
200	Q15	面接の時間になって「今は忙しい」と言って面接に応じないスタッフがいます。どうすればよいですか？
201	Q16	面接時にスタッフがしゃべりすぎていつも時間がオーバーします。何か良い方法はありますか？
202	Q17	目標をたくさん出すスタッフがいます。どのように整理したらよいですか？
203	Q18	私は課長ですが，苦手なスタッフがいて面接が苦痛です。苦手な人とのかかわり方を教えてください。

序章
どうして目標管理を行うのか

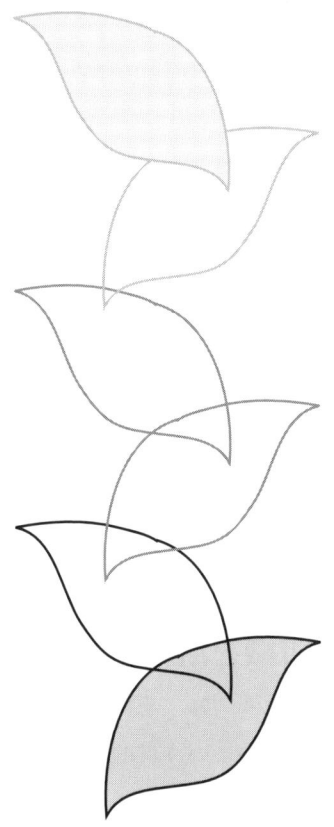

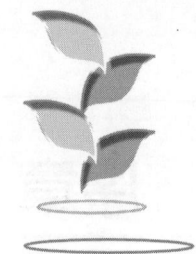

1. 病院・看護部門の活性化
～職場の風土づくり

　職場風土は見えざる経営資源だといわれている。松下は，「組織風土とは従業員の意識，態度，行動にあるパターンを与えるものであり，トップからボトムまで浸透している価値観，考え方，ものの見方，仕事の進め方の根幹によこたわる暗黙的な影響因のことである」[1]と述べている。私は看護部を運営する上で，看護職のやりがいを支援し合える風土づくりにエネルギーを注いできた。まずは，やる気を引き出す。そして，やる気のある人が気持ちよく仕事ができるように支援し，やる気のある人の足を引っ張ることをなくす。やる気のない人がやる気のある人に影響されてやる気が出る風土づくりである。

　組織風土調査における項目の一つに組織の活性度がある。組織の活性度によって職場風土がわかるというもので，職場の活性化と職場風土の改善は表裏一体であるというのである。私は，トップマネジャーとして，組織の活性化や職場風土の改善を理論的・計画的に進めてきたわけではない。ケアの質を高めたい，スタッフがやりがいを感じられる職場にしたい，患者や家族に信頼される看護部にしたいとの思いで暗中模索した中で，スタッフの力を信じて活用し，今できることや今思いついたことを，トップダウンあり，ボトムアップありで，手当たり次第にやってきたというのが本音である。その一つが目標管理であった。

　目標管理を始めて6年が経過したが，最初からスタッフ全員が納得して始めたわけではなく何ごとにも前向きで建設的に取り組む職場風土が育っていたわけでもない。目標管理を導入した当初は，スタッフの反応と支援者である課長の反応を注意深く見ながら，地道にコツコツ，一歩一歩前進させてきたというのが本音である。模索しながら進める過程で，徐々に職場風土は改善され，組織が活性化してきたといえる。

組織を活性化するための条件

　坂部[2]は，組織が活性化するために必要な条件として，①自分の組織が何のために必要なのかという目的意識を管理者が持っているか，②管理者として，この組織をどのように育てたいのかという理想の姿や目標意識を掲げているか，③目的・目標を達成するために

管理者の方針が明確に示されているか，④管理者が出した方針の下に具体的に解決すべき課題をスタッフに与えているか，⑤課題をスタッフに調査させるための調査項目が管理者自身に見えているのか，⑥スタッフに任せた任務が終了した時に，共に結果を味わい適切な評価を与えているか――を挙げている。

　当看護部が行っている目標管理は，病院の目的を基に看護部の理念を掲げ，看護部の年度ごとの基本方針を示し，それを基に所属の目標を挙げ，個人の目標につなげ，個人の目標達成を支援する過程をたどる。この過程は，坂部が言う組織の活性化の道筋にのっとっていたことになり，結果として職場風土の改善につながったといえる。ここで，坂部の文献を参考に，目標管理の過程がどのように組織の活性化の道筋にのっとっていたのかを考えることにする。

1）組織の目的は何か

　組織を活性化するための1つ目の条件は，自分の病院が何のために存在しているのかという目的意識を管理者自身が持っているかである。そして，管理者自身がその目的を日常的に自分の言葉で職員に意識させているかということである。

　当院の場合は，三木市の行政の一環として市民病院が存在（**資料1**）し，その目的は「地域住民の医療を担う」ことである。私たちは，「地域住民の医療を担う」という病院の目的を達成するために採用された人材であることを，スタッフが常に意識できるように語りかけなければならない。何のために自分はこの組織に所属し，今どのように組織の役に立っているのかが自覚できた時に個人のやる気が起こる。

資料1　三木市民病院の概要

設置主体	三木市
許可病床	320床＋人間ドック3床
診療科	17診療科
病床稼働率	90.3％（平成14年度平均）
平均在院日数	19.3日（平成14年度平均）
入院診療単価	約42,000円（平成14年度平均）
外来診療単価	約11,000円（平成14年度平均）
紹介率	約33％
1日平均外来患者数	約800人
看護単位	11
看護提供方式	固定チームナーシング継続受持ち制
看護職員数	約260人（看護補助員24名を含む）

私は，看護部内の研修会・委員会・各会議などいろいろな場面を利用して，「私たちの使命は地域住民の医療を担うことである。私たちはその目的を達成するために採用された人材である。そのために病院は私たちに労働の対価として賃金を払っているのである」ということを，繰り返し自分の言葉で語ってきた。そういうことを意識的に日常の話題にしてスタッフに伝えることが組織の活性化の1つ目の条件である。自分が働く意味と組織の目的を一致させることであり，その一致が自覚できた時，内発的モチベーションは高まるのである。

2）組織の理念があるか

　組織を活性化するための2つ目の条件は病院の目的を受けた看護部の理念（資料2）があるか，それはスタッフに周知徹底されているのかである。管理者は，自分が職場を任されている以上，自分のスタッフの機能をどこまで高め，どのように変革していこうとしているのか，ビジョンを示さなければならない。そして，自分の職場をそのビジョンにどれだけ近づける努力をしているか，ビジョンに近づける意気込みの程度はどうなのかが問われているのである。

　私は，看護部長就任当初から，「質の高いケアをすることに看護の価値を見出し，やりがいを支援し合い，スタッフ一人ひとりが自己の成長が実感できる組織づくり」というビジョンを掲げ，あらゆる機会を利用して，言葉や文書で伝える努力をしてきた。

　平成13年，病院の理念が明示されたのを機に，課長会で検討を重ねて看護部の理念を掲

資料2　三木市民病院看護部

看護部理念
○私たちは，患者さまの人権を尊重し 質の高い看護を提供します
○私たちは，事故のない安全な看護を目指します
○私たちは，地域との連携を密にし 看護活動を通して地域に貢献します
○私たちは，病院の健全経営に積極的に参画します
○私たちは，看護部職員のやりがいを支援し合い 自己実現を目指します

平成15年度　看護部基本方針
★ 患者さまに満足していただける看護を実践します
★ 事故のない安全な看護を実践します
★ 専門性を高め，自律した看護職としてやりがいが感じられる
★ 経済性を考えた効率の良い看護を実践します
★ 地域および医療者間の連携を密にした看護を実践します

序章　どうして目標管理を行うのか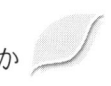

げることができた。当看護部では，毎月1回，朝の申し送りの前に，看護部の理念の読み合わせをしている。全部所の看護スタッフが，同じ日の同じ時間に，看護部の理念を声に出して読むのである。理念の骨子は，①患者満足の向上，②医療事故防止，③地域への貢献，④病院経営への積極的な参画，⑤スタッフ満足の向上である。この5つをスタッフが常に意識することで組織の活性化につながる。

3) 管理者としての方針があるか

　組織を活性化するための3つ目の条件は，管理者としての方針があるかである。方針とは，「個人の行動を導き出す信念」であり，「組織の目指す方向」である。管理者としての方針というより，ここでは看護部の方針に置き換えて考えることにする。病院の目的や看護部理念に近づくために，自分の組織をどのように変革したいのかという進むべき道である。その道に進むための行動指針をスタッフに「頭にピンとくる言葉」で伝えているかということである。

　行動指針はスタッフが仕事をする時に，自分が行う行為または自分が発する言葉が，この病院の看護師として「好ましいことなのか，好ましくないことなのか」の「判断基準」となるようなものでなければならない。組織はいろいろな価値観を持った人の協働の場である。スタッフが何か行動を起こそうとする時に，「これは組織の一員として好ましいことであり，組織の進むべき道をはずれていない」「これは好ましくない行為であり，きっと周囲から非難を受けることになるだろう」ということを，自信を持って自分で判断できるようにしておくことである。

　当看護部では毎年看護部の基本方針を掲げている。それは課長会で課長全員の納得の上で決めている。毎年，この時だけは時間外に臨時の課長会を開いて，十分時間をかけて話し合うことにしている。課長全員が看護部の目指す方向を，同じ言葉で説明できるようにするためである。そして，年度の始まりには，基本方針の趣旨，つまり方針に向かう道筋を現場レベルの言葉で語りかけ，全員の理解を求めてきた。このことは「第1章　目標管理の考え方とその実際，1．目標管理〜所属目標のつくり方・行動計画・評価，1）基本方針の共通理解」で詳しく述べる。

4）課題を持たせているか

　組織を活性化するための4つ目の条件は，課題を持たせているかである。課題とは，物事を解決するために自分に課せられた問題のことである。個人目標はもちろんであるが，まずは「所属目標」に置き換えて考える。職場で実際に起こっている問題の中から，それぞれの所属のスタッフに，チームとして統一した目標を持たせなければならない。目標を持たせるということは，目標達成のチャンスを与えることであり，目標を達成した時の喜びを体験させることでもある。

　現場の管理者は，ややもすると，目標を持たせることが，スタッフに負担を強いることになるような気がして気の毒に思ってしまうものであるが，目標達成のチャンスを与えるという意識に変えた方がよい。目標を持たせて，その取り組みを見守り，目標達成の過程を支援することこそが，管理者の最も大切な仕事であるといえる。目標を達成する過程で個人とチームが成長するのであり，それを見守り支援する過程で管理者自身も成長するのである。

　当看護部では，基本方針を基に所属の目標を掲げ具現化するために，チーム目標を定め，さらに個人目標につなげている。各自が個人の目標を達成することが，チーム目標を達成することになり，各チーム目標の達成が所属目標の達成につながる。それが看護部の方針や理念に近づくことになる。

5）調査項目が見えているか

　組織を活性化するための5つ目の条件は，調査項目が見えているかである。目標が決定したら，直接解決に向かわせるのではなく，それを目標にした理由は何かを調査しなければならない。なぜ，これを目標にしようと思ったのかを自由に意見交換して，列記してみることである。

　私たちは，目標が決まればすぐに目標を達成するための方策を考えようとするが，解決策の一歩手前で，もう一度現状をよく見るということであり目標に挙げなければならない理由を皆で考えるということである。例えば，「病棟で勉強会を持つ」という目標が出た場合，なぜそういう目標が出たのかについて話し合うことである。もし，知識の低い人がいるという意見が出れば，なぜそう思うのか，どんな時に思うのか，一人だけが思うのか，大多数の人が思うのか，患者から苦情があるのかなど，なぜ目標に挙げようとしているのかということを，現場レベルでディスカッションする。そして，そこで出た意見を列記してみることで，それを所属の目標として皆で取り組むことの意味が認識できる。

序章　どうして目標管理を行うのか

　現状の問題の中から，何の勉強を，誰を対象に，どんな方法で，いつまでに，どれくらい勉強するのか，講師は誰に頼むのがよいのか，その勉強会は誰が担当するのかという具体的計画が見えてくる。このようなことを一つひとつ丁寧に行うことで，現場のニーズに合った具体的な行動計画が見つかるものである。

6）共に味わう評価を行っているか

　組織を活性化するための6つ目の条件は，結果を共に味わうことである。目標が終了した段階で，その目標達成の過程で起こった諸問題を，ざっくばらんにフリーミーティングして「皆で結果を楽しく味わう」ということが意外になされていない。

　「目標が達成できてよかったね」で終わっていると，真の達成感が味わえないといわれている。目標達成の過程で起こった諸問題を話し合う過程が，実はそれにかかわったスタッフの成長につながり，今後の問題解決能力に影響を与えるのである。「あの時のあなたのアイデアが良かったね」「○○さんのあの時のあの言葉で皆が励まされた」というように，達成に結びついたことなどを皆で振り返り，達成の喜びを共有するということである。それがチームの一体感につながり，次のステップへの意欲につながる。

　せっかく目標を達成しておきながら，最後の仕上げの段階で手抜きがあってはいけない。私たちは，往々にして目標が達成できなかった時に，「なぜ達成できなかったのか」の反省はするが，達成できた時の振り返りはしてこなかったように思う。達成できた時に，その過程を丁寧に振り返ることの方が実は一番大切なようである。

　坂部は，この6つの条件は，「すべての項目を完全に行うのは困難であり，何か一つ自分の組織の得意とするところを徹底的にするのが組織を活性化するための秘訣である」と述べている。当看護部も，6つすべてをクリアできているわけではない。1)〜4)までは意識して行いクリアできているというところであるが，これだけでも職場風土がどんどん改善し，組織が活性化したことを実感している。

引用・参考文献
1)　松下博宣：看護経営学，第3版，日本看護協会出版会，P.197, 2001.
2)　坂部正登：坂部チームワーク経営・坂部創造性教室代表，月刊ナースマネジャー，Vol.2, No.10, P.6〜12, 2001.

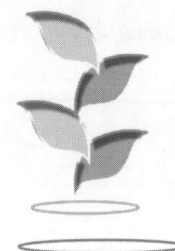

2. 院内教育のバージョンアップ

　職場風土の改善で当看護部がもう一つ力を入れたのは現任教育である。当看護部の看護スタッフの平均年齢は36.7歳で，卒後10年以上が62％以上を占める，超ベテランぞろいの組織である。しかし，深刻な看護師不足の頃に，看護観や知識・技術は二の次で，免許さえあれば採用した時代が長く続いた。スタッフに辞められたら困るということで，少々対応の悪い人も，わがままで勝手な人も，見て見ぬふりをして看護職の数を確保してきたという経緯がある。これは，お任せ医療がまかり通っていた頃に，特に現任教育も受けずに放任主義の中で育った中高年看護職が多いということであり，この人たちの仕事に取り組む姿勢が周囲にもたらす影響は計り知れない。この人たちの豊かな経験を価値あるものとして認め，やる気を引き出し，今ある人材資源を有効に活用しなければ，組織は生き残ることはできない。

　そこで，今ある人材を活用できる人材にするために院内教育のバージョンアップを図った。最初に行ったのが卒後20年以上の看護師と准看護師を対象にしたダイヤモンド研修である。続いて15～19年を対象のエメラルド研修，10～14年を対象のサファイア研修，5～9年を対象のルビー研修というように，次々に現任教育の充実を図った。当看護部の教育計画は宝石箱のような魅力に満ちている。卒後4年目は全員が看護研究に取り組んでいる。ピカピカの新卒看護師から定年退職するまで，当院に在職中はずっと経験年別の研修を継続して受けることを義務づけている。

　当看護部の平成15年度の教育計画の概要は**資料3**のとおりである。これらの研修で行った，動機づけのための部長講話の内容などは拙著[1]に紹介しているので参照していただきたい。これらの現任教育で一貫していることは，「質の高い看護を実践し，組織にとって大切な人材として成長してほしい」との願いを込めていることである。人は年齢を重ねるだけで育つものではない。一人ひとりの自己成長欲を刺激し，やる気を引き出し，やる気を支援し，やる気が持続する風土を醸成し続けなければならない。要するに目標を持って，目標に向かって進むことが自己の成長と組織の成長につながり，ひいては自分の存在価値

序章 どうして目標管理を行うのか

資料3　院内教育の概要（平成15年度）

三木市立三木市民病院

	研修名	対象者	研修のねらい
基礎研修	基礎研修1	卒後1年目	職業人としての自覚を養うと共に患者への適切な援助ができる
	基礎研修2	卒後2年目	看護提供方式を理解し，チームメンバーとしての役割を果たすことができる
	基礎研修3	卒後3年目	日々のリーダーとしての役割を果たすことができる
	看護研究コース（平成14年から）	卒後4年目	研究の必要性や方法を理解し，看護研究に取り組むことができる
	専門コース コース別研修会	主体的にキャリアを発展させたい者	主体的に研修に参加し，共に学び専門的知識・技術を習得する ①ストーマケア ②癌性疼痛コントロール
	プリセプター・チューター研修	プリセプター チューター	プリセプターシップ・チューターシップを理解し，役割を果たすことができる
	看護補助員研修	看護補助員	看護チームの一員としての役割を果たすことができる
	伝達講習会	全員	院外研修で習得したものを皆で共有できる
	看護実践・研究発表会	全員	看護上の問題を科学的に思考できる
	研修会・講演会	全員	社会的視野を広め，自己を啓発する
対象別	固定チームリーダー・サブリーダー研修	チームリーダー サブリーダー	看護チームの中核としてリーダーシップを発揮し，チームの育成と運営ができる
	ルビー研修（平成13年から）	卒後5～9年	事例をまとめることによって，自己の看護を振り返ることができる
	サファイア研修（平成13年から）	卒後10～14年	個人目標の計画・実施を通して，所属に貢献できる
	エメラルド研修（平成12年から）	卒後15～19年	1．ベテラン看護師としての立場・役割を認識し，所属に貢献できる 2．キャリアプランに基づいてキャリア開発ができる
	ダイヤモンド研修（平成11年から）	卒後20年以上	ベテラン看護師としての立場・役割を認識し，所属に貢献できる
	管理研修	看護課長・主任	自己啓発に努め，管理者としての能力を高める

注：ダイヤモンド研修には准看護師を含む。エメラルド研修を経てダイヤモンド研修に進んだ人は，引き続きキャリアプランに基づいてキャリア開発を続ける。

が高まり，その人の人生が輝くのである。そのような職場風土をつくる地道な努力をしないで，成果だけを期待するには無理があると考えている。

引用・参考文献
1）多羅尾美智代：看護への想い，やりがい，人づくり，経営書院，2003．

3. 能力主義から成果主義へ

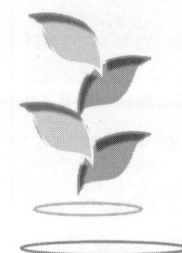

　そもそも目標管理は昭和50年代に一般企業でかなり導入されている。企業目標に直結した自己目標を設定し，自ら行う仕事を明らかにして主体的に取り組み，自己を評価しながら企業に貢献するのが目的である。仕事を処遇に反映させるのが前提である。

　国家公務員が，年功序列の給与を成果主義賃金に切り替える準備に入ったと報じられている。国家公務員が成果主義賃金を取り入れるということは，いずれは地方公務員にも波及するのは間違いないと思っていたところ，平成15年7月7日の神戸新聞に「地方公務員に能力制。待遇『実力主義』に」との記事が載った。同じ時期のNHKテレビの構造改革をテーマにした日曜討論では，「中高年の給与が高すぎる」「年功賃金制を見直す必要がある」との討論がなされていた。

　そのほかにも最近は，給与体系の見直し，公務員の給与カット，歩合制の是正，能力評価，成果主義，実力主義という文字が目につくようになった。今まで聖域とされていた医療機関の中でも医療法人や公益法人の病院は，成果主義賃金制に切り替えるところが増えている。何を基準に，どのように能力を評価しているか，評価者訓練や評価者の資質が問われるところであるが，今，なぜ成果主義なのかということも理解しておく必要がある。

　楠田丘，斎藤清一[1]の著書を参考に，今，なぜ成果主義なのかを伝えたい。

1）人事管理の2つのパターン

　人事管理には，能力主義と成果主義の2つのパターンがある。能力主義は，日本モデルといわれるもので，自分の組織で人を成長させ，成長に応じて給料を上げるという年功主義である。一方，成果主義はアメリカモデルといわれるもので，その人の仕事に取り組む姿勢や，どのような成果を出したかを評価した上で賃金を決める。年功主義は，その人の経験，年齢，学歴，性別を重視した人事制度であるのに対して，成果主義は，人ではなく仕事の仕方を重視し，格差と競争をあおる人事制度である。

序章 どうして目標管理を行うのか

世界中で能力主義をとっているのは日本だけで，一方の成果主義はアメリカで生まれて全世界に広がっていった。日本と諸外国では給与のパターンが異なっている。日本企業が海外に進出したり合弁会社を設立する際には，このパターンの違いが問題になっているといわれている。

2）日本の夜明け

今から約100年前の明治34年に，日本の近代化が始まった。福岡県北九州市の八幡製鐵所（現・新日鉄八幡製鐵所）から初めて黒い煙が上がったのがこの年で，まさに日本の夜明けである。当時の日本は農耕社会で企業もなかったし技術者もいなかったため，欧米から技術者を呼んできて技術者を育てることから始めた。せっかく育てた人が辞めてしまうと企業はたちまち困るので，人が辞めないようにするために，年々給料が上がるシステムとして年功賃金制をスタートさせた。自社で育てた人は一生その会社に貢献してもらおうということで，終身雇用を打ち出し，また退職金制度をつくり，長く勤めた人には退職金を上積みした。これらの年功賃金制，終身雇用制，退職金制度という現代の三種の神器を目玉として日本型賃金制度を確立する。

これでわかるように，年功賃金制，終身雇用制，退職金制度は，労働者を守るために始まった制度ではなく，企業が発展し，日本経済が発展するためにつくられた制度である。言い換えれば，日本経済が失速すると，日本型賃金制度も暗礁に乗り上げてしまうということである。

3）年功主義（疑似的能力主義）

年功賃金制は，年功も能力という考え方である。10年たてば10年分の仕事ができ，20年たてば20年分の仕事ができるという期待の賃金である。しかし最近は，10年たっても20年たっても期待どおりに貢献しない人が出てきており，それでも給料だけは上がっている。

年功賃金制には後戻りがないのが特徴である。平成15年度の人事院勧告は初めてのマイナス改定で，公務員にも初めて給料の後戻りができたことになるが，それでも一律で仕事の出来具合を評価するシステムではない。以前の年功賃金制には後戻りがないから一度上がった給料は下がらない。高度成長を続けている間はそれでも経営は成り立っていたが，昭和50年のオイルショックの影響で高度成長は終わりを遂げた。経済成長率は8％から4％に下がり，一般企業は，収益が下がっているのに給料だけは上がるという年功賃金制では

経営が成り立たなくなり，年功賃金制を見直して職能給や歩合制に切り替えていった。

しかし，公務員はそのまま年功賃金制を続けることを国が認めたのである。その代わり，一般企業のような歩合制やスト権はなく，給料は人事院が調整するということになった。この時，年功賃金制を続けたのは公務員だけではなく，病院，学校，マスコミ，交通，建設，農業協同組合などは公共性が高いということで年功賃金制を続けることを国が認めた。それが人件費を上げることにもなり，病院経営を圧迫している根源ともいえる。平成7年にバブルの崩壊で経済成長率は0.6%に激減し，今ではマイナス成長である。

4）能力と実力のミスマッチ

日本の能力主義には，能力と実力のミスマッチが起こっている。日本でいう能力は今までに蓄えた蓄積能力（保有能力）である。ところが，20年の経験のある人全員が同じように実力があるかということが問題になっている。

一方，実力は今使える能力のことであり，アメリカでは実力のことを能力という。今どれだけの成果を上げられるか，どのような仕事ができるかがアメリカの能力である。つまり，日本の能力の考え方では，能力はあるのに実力がない人が出てきたことになる。特に高年層で給料が高い人に，「能力はあるが実力はない」という現象が起きている。

年功賃金制は，経験を積めばそれだけの仕事なり責任なりを担ってくれるという期待の賃金である。黙っていても給料が上がるということは，黙っていてもそれだけの役割を果たし，それだけの責任を担わなければならない。ところがスタッフ全員にそのような認識があるだろうか。給料と仕事のミスマッチが起こっていないだろうか。年齢にも経験年数にも不足のない人が，チームの足を引っ張ってはいないだろうか。ベテランの条件を持ち合わせているのに，周囲と調和のとれない人はいないだろうか。

役割を担わせようとしても気持ち良く引き受けない人がいる，ベテランなのに責任のある仕事を回避する人がいるということを聞く。現場を預かる多くの管理者が，スタッフの能力と実力のミスマッチに悩んでいる。今，現場の管理者に求められるのは，人件費の高い中高年看護職の経験をいかに活用するかである。給料だけは年功で責任は担わないというのでは，年功賃金制の理念に反していることになる。そういう人がいるから，平均年齢が高いことが悪のようにいわれるのである。当院も例外ではなく，経営会議の席上では看護師の平均年齢が高いことが槍玉に挙げられる。中高年看護職の一部の人に能力と実力のミスマッチがあることも否定できない。課長より給料の高い人が周囲のやる気を邪魔しているのも事実である。

序章 どうして目標管理を行うのか

　現在の日本の賃金制度では，どんなに周囲と調和がとれない人にも，周囲のやる気を邪魔する人にも，ペナルティーは科せられない。並々ならぬ努力で成果を上げた人にも処遇に反映させられないことが，年功賃金制の最大のデメリットである。
　しかし，組織の責任者が，そういう現実をスタッフに知らしめてこなかったという事実は認めなければならない。責任を回避しても始まらないし，嘆いていても希望にはつながらない。私の場合は，自分なりに解釈した年功賃金制の仕組みを，全スタッフが理解できる言葉で伝える努力をしてきた。特に中高年以上の研修では，前述したことに加えて，以下のことも繰り返し伝えている。

＊＊＊講話から＊＊＊

　年齢が高い人は「なるほど。さすが」といわれる働きが求められています。
　ベテランにはベテランの価値が認められる働きをしなければなりません。ただ，漫然と年功賃金に甘んじているわけにはいきません。経験を積めば給料が上がるということは，それなりの役割は引き受けて，成果の上がる仕事をしてもらわなければなりません。看護師としての自己研鑽もしないといけないし，職場の改善にも積極的に取り組まなければいけません。「私はそんなことイヤ！」という人は，責任も軽く給料も軽くという成果主義を取り入れている職場に変わるしかありません。
　成果主義を取り入れているところでは，「責任のある仕事はイヤ！　チャレンジもイヤ！　職場を支えるリーダーなんてまっぴら！　キャリア開発なんて私の性に合わない！」という人には「その生き方もOKですよ。それならこれだけの給料で契約しましょう」ということが通じる世界です。
　年功賃金制の世界に身を置いている私たちには，「役割を担うぐらいなら少々給料が下がってもいいわ」という選択肢はありません。年功も能力という考え方に適合していくしかないのです。年功も能力という考え方に適合していくということは，給料の高い人には給料に見合う仕事をしてもらうということです。力の強い人が大きな荷物を背負うのは当たり前です。ベテランなりの役割も進んで引き受けてもらわなければなりませんし，人よりも大きな役割を担ってもらわなければなりません。それでこそ，大きな達成感を味わえ，あなたがこの病院にいることの価値が認められるのです。

　このようなことから，成果主義（実力主義）を取り入れる準備として，今，目標管理が注目を集めているということを認識しなければならない。当看護部が行っている目標管理は，その準備段階ともいえるが，今のところは純粋に，「スタッフのやりがいを支援するこ

と」を目的にしている。しかし，きれいごとでは済まされない社会の流れも視野に入れてのことであるのは間違いない。

　このような社会の動向を見据えた上で，その情報を正しく伝えることが職場風土の改善につながるのである。職場のリーダーは，耳に心地良いことだけを言って済ませるわけにはいかない。時には，ドキッと胸に刺さるほどの言葉も投げかけなければならない。それは，スタッフを大切にしたい，職場にとって大切な人でいてほしいとの願いからである。

　人は誰もが大切にされたい，認めてもらいたいと思っている。職場で疎んじられる存在にはなりたくないのである。それならば，大切にしにくい理由，認めにくい理由を本人にアサーティブに伝え，「こうなってほしい」という期待を心を込めて伝え続け，納得して行動を変えてもらう努力をするのはリーダーの責任である。

　足を引っ張る人には，どのような行動が足を引っ張ることになっているか，それが周囲にどのような影響を及ぼしているかを，本人にわからせることである。それを一つひとつ丁寧に行わないと，やりがいを支援することにはならない。

　やりがいを支援することは，やる気のある人だけに注目することだけではない。やる気のある人の足を引っ張ることをなくし，やる気のある人が気持ち良く力が発揮できるように，環境を整えることも含まれると私は考えている。

引用・参考文献
1）楠田丘，斎藤清一：看護職の人材育成と人事考課のすすめ方，経営書店，2001.

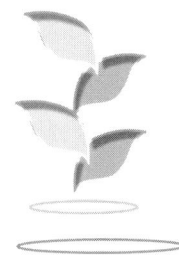

4. スタッフのやりがい支援・キャリア開発の手段として

　私は，臨床現場で44年間看護活動を続けてきた。長い看護師生活の間にはいろんなことがあったが，その間私を支えてきたのは看護に対するやりがいである。自分が行った看護が人の役に立ったと感じた時，自分自身がうれしくなり，それがやりがいになって看護を続けることの自信と誇りにつながったといえる。人は「やりがい」を感じてこそ仕事が面白くなり，仕事が面白ければさらに良い仕事をしたいという意欲につながる。意欲があれば内面が活性化し，考え方も広がり，新しいアイデアも生まれる。そして，さらに良い仕事へと発展する。

　このように，ケアの質とやりがいはまさに車の両輪である。両輪をバランスよく回転させることが，看護職として成長する道であり，組織が成長する道でもある。私は，自分自身が，やりがいを感じながら，少々の困難にもめげずに仕事を楽しんできたという経験がある。スタッフにも同じように，仕事の中にやりがいを発見し，やりがいを感じてほしい，仕事を通して自己が成長していることを実感し，いつも前向きに希望を持って生きてほしいと心から願ってきた。それが実感できる環境をつくることが私のビジョンであったと言い切ることができる。

　しかし，「やりがい」は内発的なもので，「やりがいを感じなさい」と言われて感じられるものではないところが非常に厄介である。外部からの一時的な動機づけや，個人の努力に任せるだけでは限界がある。お互いにやりがいを支援できるシステムをつくることが重要な鍵である。

1）スタッフのやりがい支援

　私が目標管理という言葉に初めて出合ったのは，平成5年に看護部長に就任して間もない頃，清瀬（日本看護協会看護教育研究センター）に管理者研修に行った時であり，その際，目標管理がスタッフの能力を引き出し，やりがいを感じて自己成長できる手法である

ことが理解できた。当看護部にも取り入れたいと思い，早速看護婦長（課長）だけを対象にまねごとのようなことを行っていたが，目標の設定の仕方や面接の仕方で行き詰まりを感じるようになった。その頃看護部次長の藤田一枝がファーストレベルから帰り，目標管理の実践が実現することとなった。彼女が「目標管理を行いたい」と提案した時は，私は迷うことなく彼女の思うように行えばよいと思った。そして，彼女の目標が達成できるように，私はサポーターに徹しようと心に決めた。

彼女は，ほかにも動機づけられた要因があったようであるが，当看護部の目標管理は，彼女の成果であり，まさに組織への貢献である。当看護部が，このような経緯を経て平成9年から個人目標管理を取り入れたことを紹介しておきたい。

人は基本的に自分が成長したいという欲求を持っているものである。そして，仕事を通して自分の成長が感じられた時，仕事に対する満足は高まり，さらなる意欲につながる。また，人は基本的に帰属意識を持っており，自分が所属する組織の成長を願うものである。そして，その組織に貢献したいと思うものであり，貢献していることを認めてもらいたいものである。

目標管理は，個人個人がキャリアに合った目標を立て，目標を一つひとつクリアすることで，自己を成長させつつ組織の目標達成に貢献するシステムである。人は自分の目標が明確になった時，内発的モチベーションが高まり，目標に向かって進もうとする意欲がわく。目標を達成する過程でさまざまな学びを経験し，目標を達成した時の達成感がやりがいになる。そのやりがいが動機づけとなり，さらに高い目標にチャレンジしたいという意欲につながる。

つまり，目標を持つことがやりがいを感じる出発点である。スタッフに目標を持たせてやりがいを支援することで，個人と組織の目標達成を可能にする。目標管理はやりがい支援になくてはならない道具であるといえる。今，病院経営は厳しくなり，スタッフの意識改革や人的資源活用が生き残りの手段だといわれており，スタッフ一人ひとりが本気で仕事をするかどうかで，その成果は3～4倍違うといわれている。スタッフ同士がお互いにやりがいを支援し，一人ひとりの仕事に対する意欲を高めることが経営戦略の重要な要素である。

目標管理は，まさにやりがいを支援し，人的資源を有効に活用する人事管理であるといえる。目標設定時から目標に取り組む過程において，周囲から支援を受ける機会が用意されている。上司による目標面接では，目標設定の仕方や取り組み方のアドバイスを受け，つまずいている時はサポートを受けることができる。目標管理では，上司は良きアドバイザーであり，良きサポーターでなければならない。スタッフの取り組む姿勢や達成度を関

心を持って観察し，適切な場面で適切なアドバイスをしなければならない。その過程で，スタッフは自分に関心を持ってもらっていることや，サポートをしてもらっていることを感じやる気が起こる。

　当看護部では，個人目標は全員がなんらかの方法で公表している。一覧表で張り出しているところもあれば，目標や達成状況の発表をしているところもある。自分の目標を一緒に仕事をする仲間に知ってもらい，周囲からサポートをしてもらうのがねらいである。目標を公表することで，上司だけではなく，同僚からもサポートを受けることができる。やりがいを支援し合い，目標達成の喜びを共有することで，コミュニケーションが良くなり，チームワーク力も高まる。それが看護の質を高めることになり，個人のキャリアアップにつながるのは間違いなく，人的資源を有効に活用することになる。

2）キャリア開発の手段として

　個人の目標は，今の自分の力より少し高いところに設定することが達成感につながる。目標は個人の自由裁量で決めるが，目標が個人のキャリアに適合していない時は，目標面接で課長がその人のキャリアと，職場での位置や役割を認識させた上で本人に期待することを伝え，本人が納得して修正するように話し合う。一つひとつクリアすることでキャリア開発につながる目標を，個人が自らの意思で設定するように仕向けるということである。個人の目標は他人が一方的に押し付けるものではない。人から言われたことだけをそつなくこなすスタッフを育成していたのでは，依存型人間を育ててしまうといわれている。人は自分で決めた目標は達成しようと積極的に努力するものである。目標管理は，マクレガーの「人は基本的には勤勉であり，条件や環境さえ整えば，特に周りから言われなくても自発的に働く」という人間信頼の原則を応用したものである。

　当看護部では，キャリアラダーを取り入れて段階的にキャリア開発をするまでには至っていない。所属の目標を達成するために個人個人はどう貢献するかを考え，個人の意思で個人目標を設定することを原則にしている。

　院内教育は目標管理をリンクさせたプログラムを組んでいる。当看護部の現任教育は経験年数別にコースを設定し，看護師全員が入職してから定年退職するまで，継続的に研修に参加することを義務づけている。その中で特にベテラン看護師の「キャリア開発（成果に結びつく発揮能力）」として位置づけている，サファイア研修，エメラルド研修，ダイヤモンド研修では，研修の中で個人目標の達成状況について，グループワークで意見交換の場を設けたり，自己実現をしていく過程を発表する場を設けたりするといったキャリ

開発をねらった綿密な内容にしている。
　これらの研修では研修目的を明らかにし，部長・次長の講話を入れ，社会の流れや病院の経営状況などを伝え，今，なぜキャリア開発なのかを述べ，対象者に期待することを，頭にピンとくる言葉で語りかけている。所属目標と個人目標のつながり，現任教育と目標管理のリンクのさせ方は，「第1章　目標管理の考え方とその実際，4．個人目標管理～成果目標のつくり方・具体的実施計画・評価」で述べる。

第1章
目標管理の考え方とその実際

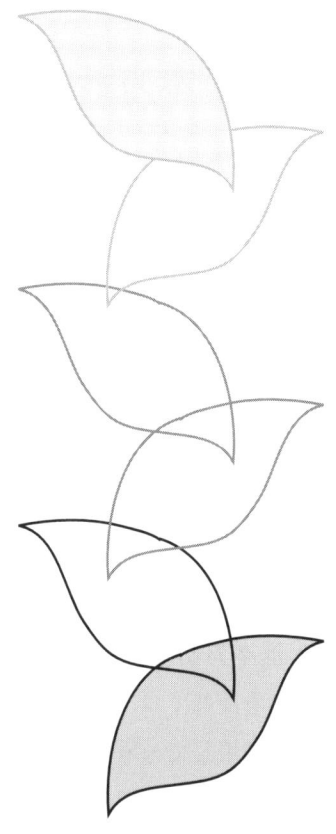

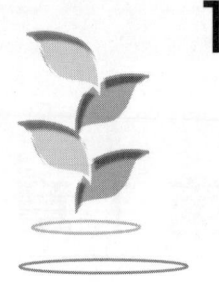

1. 目標管理
～所属目標のつくり方・行動計画・評価

　組織で働く人は，一人ひとりが組織の目標達成に尽力しなければならない。目標のない組織はあり得ない。私たちは，組織の目標達成のために採用された人材である。スタッフ全員が，組織の目標に向かって進むことが組織人としての基本である。個人個人が組織の目標に貢献できるようにするためには，組織の目標を明らかにしなければならない。そして，個人の目標と組織の目標の統合を図ることが必要である。したがって，目標管理は組織の目標を共通理解するところから出発する。

1）基本方針の共通理解

①基本方針を決める

　目標管理の第一のステップは，看護部基本方針（看護部の目標）の共通理解である。当看護部では，毎年看護部基本方針を掲げている。基本方針は，課長会でよく話し合って課長の納得の上で決めることにしている。毎年，2月初旬の時間外に臨時の課長会を開き，次年度の基本方針について話し合うのが定例である。毎年，この時だけは時間外に十分時間をとって話し合う。「上が決めたのよ」というのではなく，所属の責任者である課長が，自分たちの意思で決めたということにならないと，組織を引っ張っていくことはできない。何といっても課長が所属を引っ張る要である。ここで決めた方針を，課長が職場に持ち帰り，なぜこの方針にしたのかを，自分の言葉でスタッフに伝えるためには，課長たちが十分意見をすり合わせ，納得する過程が大切である。

②基本方針を共通理解する

　当看護部では，基本方針の趣旨を全員が共通理解するために，毎年，4月の初めの昼休みを利用して，看護部スタッフを対象に基本方針の趣旨の説明会を行っている。三交代勤務を考慮して，同じ内容の説明会を3回行う。手術室や外来は，この時間に参加できない

第1章 目標管理の考え方とその実際

ので，別に時間をとることにしている。この説明会で，今年度の当看護部の進む方向を全員が共通理解することになる。組織の方向性がわからなければ，自由気ままに好きな方向に進むことになる。組織は目標を達成するためにつくられた社会集団である。まずは集団がどの方向に進もうとしているのかを，スタッフに知らせなければならない。そのための説明会である。

　出産休暇や育児休暇中の人にも文章にして送ることにしている。育児休暇の人が復職した時は，基本方針の趣旨を再確認し，看護の動向を理解し，組織の一員としての役割を認識してもらうために復職研修も行っている。出産・育児休暇を合わせれば1年2ヵ月，妊娠中にトラブルが発生した場合は2年以上も職場を離れることになる。育児休業法が制定されたことで，職場を離れる期間はさらに長くなった。医療や看護の有り様が目まぐるしく変化する中で，長期間職場を離れていると周囲の変化が見えなくなる。休暇に入る前と同じ気持ちで復職したのでは，この変化に対応できない。復職した時点で組織の流れに乗ることの重要性を認識してもらう努力を怠ってはいけない。

2）所属目標のつくり方

　看護部の基本方針が決まると，その基本方針を所属目標や委員会目標にどのようにつなげ，どのように具現化していくのかも，課長たちとの話し合いで決めている。平成15年度は以下のとおりである。
① 患者さまに満足していただける看護を実践します。
　　⇒それぞれの所属に合うように具現化し，チーム目標から個人目標にまで下ろして取り組む。
② 事故のない安全な看護を実践します。
　　⇒事故防止委員会の目標管理を確実にすることで，医療事故を未然に防ぐ。各所属は委員会活動をサポートする。必ずしも所属目標に挙げなくてもよい。
③ 専門性を高め，自律した看護職として，やりがいが感じられる看護を実践します。
　　⇒全員が個人目標につなぎ，自律した看護職として知識・技術を高める。各人が主体的に目標を掲げ，周囲から支援を得ながらキャリアアップを目指す。
④ 経済性を考えた効率の良い看護を実践します。
　　⇒看護職がかかわることで診療報酬につながるものは，所属目標に掲げて実施し，請求する。例えば，退院指導，退院時共同指導，退院前訪問指導など。

⑤ 地域および医療従事者間の連携を密にした看護を実践します。
　　⇒継続看護委員会の活動を活発化することで，地域との連携を密にする。必ずしも所属目標に挙げなくてもよい。

　このように一定のルールをつくっておかないと，一つの所属で10個以上目標が挙がったり，チーム目標，個人目標，委員会の目標など目標が多すぎて，結局焦点が絞りきれず，目標があってもないのと同じことになる。私たち看護職がしなければならないことは山ほどある。事故防止，接遇，専門的知識・技術の向上，地域への貢献，病院経営への貢献など，果たさなければならない役割は数えればきりがない。その中で今年は何に焦点を絞って取り組むかが目標である。目標にもある程度の制限を加え，目標に挙げたからには達成するという意気込みで取り組むことが大事である。

　平成15年度は，基本方針の①患者満足の向上と④経済性の視点での取り組みを所属目標に設定することになった。看護部内で所属目標の視点を統一することで，全部署が同じ方向に向かって進むことを認識できた。

　所属目標は，それぞれの所属で話し合い，全員の納得の上で決めることにしている。実際には，基本方針が決まった2月・3月のチーム会，リーダー会，所属運営会議などで意見を出し合い，3月末か4月初めの所属会議で決定することになる。組織の目標は，その立案の過程に全員がかかわることが重要だと考えている。なぜ，その目標にしたのかを現場レベルで考えることで，目標を身近に感じ，自分たちの目標という意識が芽生える。また，なぜその目標にしたのかを，全員が共通認識する機会にもなり，実現可能な行動計画に結びつけることができる。

　所属目標は，4月20日頃までに一覧表にし，各所属に配布することにしている。平成15年度の所属目標一覧表は**資料**1のとおりである。

3）行動計画表（所属目標）のつくり方

　所属目標が決まれば，実際にどのように行動につなげるかをディスカッションし，行動計画表（**資料**2）をつくる。行動計画表には，いつ，誰が，何を，どの程度，どのようにするかを明らかにする。行動計画表を作成することで，どの時期に，何を，どれだけ行えばよいのかの評価基準が明らかになる。目標管理は，行動計画表をいかに皆の合意で，実践可能なものにするかが達成に導く鍵になる。行動計画表は，自分たちが進むべき道を進みやすいように整備するものである。後は計画どおりその道を進めばよい。

第1章　目標管理の考え方とその実際

資料1　看護目標（平成15年度）

【基本方針】
★患者さまに満足していただける看護を実践します
★事故のない安全な看護を実践します
★専門性を高め自律した看護職としてやりがいのが感じられる看護を実践します
★地域および医療者間の連携を密にした看護を実践します
★経済性を考えた効率の良い看護を実践します

所属		テーマ	達成目標
3階西病棟	1	看護計画の共有化	1) 看護計画の共有化が全員実施できる（前期1例　後期1例）
	2	事故防止対策委員会の活動を推進する	1) 看護師の実施によってコストの取れる指導を積極的に行う
	3	専門性を高める	1) 継続看護に対する意識を高める
	4	経済性を考えた効率のよい看護委員会の活動を推進する	
3階東病棟	1	共有化の計画を実践する	1) 患者と共に計画を年間2人ずつ立てる
	2	クリニカルパスの充実を図る	1) TUR-P、TUR-BT、腎摘、MK、OC、アッペのクリニカルパスを見直す
	3	専門性を高める	1) 職員用フローチャートを作成し活用する
	4	継続看護委員会の活動を推進する	1) 自己目標を提示し、達成に向けて取り組む
			2) 地域医療室の研修会に参加する
4階西病棟	1	患者さまに満足していただける看護を実施する	1) 継続看護の必要な患者さまの看護計画を立案・実施する（前期1例　後期2例）
	2	事故のない安全な看護を実施します	1) 患者・家族と目標を共有し看護計画が展開できる
	3	専門性を高め自律した看護職としてやりがいの感じられる看護を実施します	1) クリニカルパスの評価と修正を行う
	4	経済性を考えた効率のよい看護を実施します	1) 内服薬配与基準がすすで事故件数が減少する
			1) 自己目標の達成に向けて協力・刺激しあい、成果を発表できる
			1) 時間管理ができる
			2) 指導看護に行かないコストアップにつなげる
			1) 標準看護計画を積極的に活用できる
4階東病棟	1	地域および医療者間の連携を密にした看護を実施する	1) 受け持ちの患者さまや家族とクリニカルパス、スケジュール表、看護計画のいずれかを共有できる
	2	患者さまに満足していただける看護を実施します	1) 事故防止対策委員会の活動を継続推進できる
	3	事故のない安全な看護を実施します	1) 所属のグループ活動を継続できる
	4	経済性を考えた効率のよい看護を実施します	1) 退院療養計画書のコストは100%にできる
			2) 医事課との定期的な勉強会を行う
			3) 看護部独自でとれるコストをとる
	5	地域および医療者間の連携を密にした看護を推進する	1) 継続委員会の活動を推進できる
ICU	1	クリニカルパスについて意識を深め、実践できる	1) AMI・CABG開頭術後の患者さま用クリニカルパスを作成し運用できる
			2) AAA、頚椎術後のクリニカルパスを作成し、運用できる
	2	事故防止委員会の活動を支援する	1) ICUで必要な知識・技術を習得し、実践に生かすことができる
	3	専門性を高める	1) 使用した定数薬品を確実に請求できる
	4	コストについて知識を深め、請求漏れをなくす	1) 情報用紙に追加情報を記載できる
	5	入院時から患者さまを生活者としてとらえ、看護記録の充実を図る	1) 看護過程に基づいた記録ができる
5階西病棟	1	患者さまと共有する看護計画の推進	1) 前期1例・後期1名ずつ共有することができる
	2	クリニカルパスの推進	1) クリニカルパスの運用と評価・修正ができる
	3	事故防止対策委員会の活動を推進する	1) 転倒・転落を防止する
			2) 事故報告書の分析ができる
	4	経済性を考えた看護ができる	1) 退院指導を確実に行うことができる

資料1の続き

所属		テーマ		達成目標
5階東病棟	1	患者さまと共に看護計画が共有できる	1)	全員がペア2名以上の患者さまと看護計画が共有できる（前期1名 後期1名）
			2)	共有した計画の検討を月1で行う
	2	事故防止対策委員会の活動を推進する	1)	チーム会で事故事例の検討を毎月行う
	3	継続看護委員会の活動を推進する	1)	受け持ち患者さまに継続看護チェックリストが活用できる
			2)	退院に向けての看護計画が立案できる
	4	看護師の実施によってコストのとれる指導についての知識を深め、実践できる	1)	勉強会を実施し知識を深める
			2)	退院療養計画書を1ヵ月以上入院の患者さまに100%渡せる
			3)	継続カンファレンスを月2回行う
中材・手術室	1	安心して手術を受けていただける看護を実践する	1)	術前問診が80%実施できる
			2)	術後訪問大丸の評価で術後看護し中看護を評価する
			3)	手術前後の評価表の見直しができる
			4)	手術前準備メニュー、手術手順の見直しを深める
			5)	定期的に勉強会を実施し専門的知識を提供する
			6)	中材物品を安全に患者さまに提供する
	2	安全に手術を受けていただけるように事故防止に努める	1)	事故報告書の事例を通じて、メンテナンスを実施する
			2)	器械の定数管理
	3	コスト意識を持ち、経済性を考えた効率のよい看護を実践する	1)	各チーム会でスタッフが共有し予防策を検討する
	4	周手術期チームの連携を密にした看護を実践する	1)	中材で使用された医療材料を正確に把握しコスト請求ができる
			2)	手術チームにおけるチームワークが図られ、手術が円滑に進む
地域医療室	1	継続看護について啓発できる	1)	OP室・中材便りを継続する
			2)	継続看護の必要な患者さまの病棟カンファレンスに参加する
	2	病診連携の充実を図る	1)	自宅に退院された患者さまの経過を看護師に報告できる
			2)	退院調整および指導、算定できた件数を病棟ごとに報告できる
			3)	紹介患者さまの経過報告率80%以上を目指す
			1)	医師に逆紹介件数が報告できる
			2)	地域の医療に地域医療室を紹介できる
放射線室	1	患者さまに安全で満足していただける検査・治療が実践できる	1)	患者さまに気持ちよく検査・治療を受けていただく
	2	専門性を高めることができる	1)	事故防止対策委員会の活動を推進する
	3	経済性を考えた看護が実践できる	1)	自己目標が達成できる
			2)	エビデンスに基づいている感染防止ができる
	4	他部署との連携を円滑にする	1)	居残り看護師との業務調整ができる
			2)	適正なコストが請求できる
			1)	検査の入退室のコスタッフイムをなくす
			2)	必要時に他部署との話し合いの場を設ける
外来	1	看護計画の共有化を行う	1)	看護師全員が患者と看護計画を共有し発表できる
	2	専門性を高めるために自己啓発を行う	1)	勉強会を定期的に行う
	3	事故防止委員会の活動を支援する	1)	ミスを共有し再発防止の対策がとれる
	4	DMの集団指導の充実を図る	1)	共有した事故防止の約束事項とし全員で実施する
	5	継続看護委員会の活動を支援する	1)	外来DM教室を開催して実施する
			1)	継続看護が必要な患者さまのカンファレンスを充実する

資料2　看護目標年度計画

三木市立三木市民病院　看護部

所属　地域医療室

NO.

テーマ	達成目標	具体的活動計画	担当者	平成15年度 4	5	6	7	8	9	10	11	12	1	2	3
1. 継続看護について啓発できる	1) 継続看護の必要な患者さまの病棟カンファレンスに参加する	・4月中に課長、主任と話し合って定例日を決め、サポート体制について報告を受ける	東, 中野	↕											
	2) 自宅に退院された患者さまの経過を受け持ち看護師に報告できる	・5月からカンファレンスに参加する ・参加状況の報告を委員会で行う	東, 中野		↕										↕
	3) 退院調整および指導を行い算定できた件数が報告できる	・月別に報告した病棟名、氏名を委員会で報告できる	中野												↕
		・継続看護委員会では毎月報告し、病棟には3ヵ月ごとに報告する（6月、9月、12月、3月）	東												↕
2. 病診連携の充実を図る	1) 紹介患者の経過報告率80％を目指す	・3ヵ月ごとに医局会で報告できる（7月、10月、1月、4月）	藤岡, 吉岡			↕			↕			↕	↕		
	2) 医師に逆紹介件数が報告できる	・紹介患者統計を半期ごとに報告できる	東, 中野							↕					
	3) 地域の医院に地域医療室を紹介できる	・6月より別紙のように日程を決め訪問する	藤岡, 吉岡			↕									↕

看護職の目標は,「思い出目標」や「一時的な燃え上がり目標」だと言われている。4月に「今年度の目標を挙げなさい」と言われて,一時的に燃え上がり,目標が決まればそれだけで目標が達成されたような錯覚に陥り,後は頭からスーッと抜けている。年度末に目標を評価する時期になって,「あれっ,今年度の目標は何だっけ？」と懐かしく思い出すということである。目標は達成しなければ意味がない。単なるスローガンで終わらせないための道具が行動計画表である。

　医療機能評価では,「看護部内の目標管理を行っているか」が評価の対象になる。所属目標,委員会の目標,個人目標など,自分たちで立てた目標を確実に管理するシステムがあるか,看護実践につながっているかが問われるのである。

　最近,ほかの施設の目標を見る機会がある。目標が「患者さまを大切にする」とあり,具体的行動計画に,「身だしなみを整え,丁寧な対応ができる」というような計画を見ることがある。これは目標ではなくスローガンである。これではいつまでに,誰が,何を,どのくらい,どのようにするのかがあいまいで評価できない。"自分では身だしなみを整えている"と思っても,他人が見ると"あの髪型なんとかしてよ"と思う人がいるのも事実である。そうすると,目標に挙げている「身だしなみ」とはどういうことなのかの認識の統一が必要になる。わが病棟では,またわが病院では,髪の長さや色をどの程度でよしとするのかの基準づくりを,いつ,誰がするかというところから始めなければならない。もし,基準がすでにあって,それでも守らない人がいるのであれば,髪型月間,靴の汚れをチェックする月間というように,強化月間を設定するのもよいかもしれない。それだけでも意識するようになるし,周囲の人が注意をしやすいということもある。

　なぜこのような目標が挙がるのかを推察すると,言葉づかいが乱れていたり,無愛想な対応をするスタッフがいることが,現状の問題になっているのであろう。問題になった時点で,なぜそういうことが問題になるのかを,事実の中から洗い出すことを勧める。問題が発生している現実に戻って,なぜそう思うのか,どういう時に思うのか,スタッフが思っているのか,患者から苦情があったのか,一部の人だけの問題なのか,全員の問題なのかを,よく話し合うことである。患者と接する時は「身だしなみを整え,丁寧な対応をする」というあるべき姿がある。しかし,現実はそうなっていない。ならば,そうなっていない事実を皆で話し合って書き出してみることである。

　それをするだけで意識づけになるし,職場風土の改善につながる。話し合う過程で,個人が注意すれば済む問題なのか,全体で取り組むべき問題なのかが明確になる。個人が注意すれば済む問題であれば,所属目標に挙げる必要はなく,個人が目標にすればよいことである。個人で取り組む問題を全体の目標にすると,一致団結で取り組もうとする意欲が

低下する。皆で現状を話し合うことで，所属目標として取り組むべき問題なのかどうかが確認できる。所属全体で取り組まなければいけない問題なのか，個人の問題なのかを見極める必要がある。

　もう一つ事例を考える。

　目標に「業務改善を図る」とあり，具体的実施計画に，①一人ひとりが経済感覚を持つ，②働きやすい環境づくりをする——とある。

　①②の具体的実施計画でスタッフは目標達成に向けてどのような行動をとるのであろうか。これでは全員がバラバラの行動をとるか，目標を意識しなくなるのではないかと考える。経済感覚を持つことの意味を，ある人は請求漏れ防止だと考えるかもしれないし，ある人は消耗品の節約だと思うかもしれない。病床稼働率を上げることだと思う人もいるだろう。全員がそういう観点で経済的な取り組みをすれば，一時的にはそれなりに効果があるかもしれない。しかし，達成感はどうだろう。次の意欲につながるだろうか。

　経済感覚を目標に挙げるなら，当病棟での経済感覚の意味を皆で共通認識しなければならない。その上で，今年は請求漏れを徹底的に防止するということになれば，請求漏れをチェックする方法を考え，請求漏れの多いものを洗い出し，請求漏れを防ぐためのマニュアルをつくり，どのような方法で漏れを防ぐかという計画ができるのではないかと思う。そうすることで，今年度は請求漏れ防止に全員が取り組んだということが一定の成果を生み，達成感につながり，同じ目標に向かって進むことの意味を全員が認識できる。

　具体的実施計画は，皆がそのとおりにすれば，それだけで目標が達成できるというように，行動につながるものにしておく必要がある。そうすれば達成感と共に次のステップも見えてくる。

　②の働きやすい環境に関してはどうだろう。この場合も，なぜその目標が出たのかを皆でディスカッションして現状を確認することから始める方がよい。どのような職場が働きやすい職場だと思っているのか，今働きにくいと思うことはどのようなことなのか，いつも思うのか，時々思うのか，一人だけが思うのか，大多数の人が思うのか，若い人が思うのか，ベテランが思うのか，そのために支障を来していることは何かなど，自由に意見を交換するところから始めることを勧める。

　もしかしたら，自由に勤務交代ができることを働きやすい職場だと思っている人がいるかもしれない。もしそうであれば，患者の安全を守る視点で指導が必要になる。また，特定の調和のとれない人や，わがままで勝手な人がいるために働きにくくなっているのかもしれない。もしそうであれば所属目標に挙げて全員が取り組むことでない。ほかに指導の方法を考えるべきである。

話し合う過程で意識改革になることもあり，職場風土の改善にもつながる。そういう基本的なことを確実にしないで，何でもかんでも目標に挙げると，スタッフは目標を達成しようという意欲がなくなる。単なる注意事項も，非常識な人の個人的な問題も，ルール違反をする人の問題も，何もかもがゴチャゴチャになり，目標があってもないのと同じことになる。目標は数多く挙げればよいというものではない。

4）所属目標評価の発表会

　目標管理を成功させるには，評価をいつ，誰が，どのような方法でするかが重要な鍵である。当看護部では，9月に中間評価，3月に1年間の評価を所属ごとにするが，目標の達成状況と評価の根拠を看護部内で発表している。発表会では，何が達成できて，何が達成できなかったのか，達成できなかった理由は何か，今後にどうつなげるかなどをプレゼンテーションする。お互いの所属目標に取り組んだ過程を紹介し，他者から評価を受け，お互いに啓蒙するのがねらいである。個人個人がしっかり成熟している集団ならそこまでする必要はないが，看護職集団はどこもまだまだ成熟した集団とはいえないのが現実である。人前で成果を発表しようと思えば，中途半端なことはできないし，競争意識が働きチームが結束する。良い発表をしようと思えば，それなりの成果も出しておかなければならない。また，ほかの所属の発表を聞くことで刺激を受け，それまで気づかなかったことを発見する機会ともなり，「うちの病棟でもやってみよう」という意欲につながる。

　例えば，毎朝その日に担当する患者に名前を名乗ってあいさつをする。患者と共に看護計画を立てるなど，当看護部の数々の取り組みは，最初は一つの病棟が所属目標として取り組んだことであるが，発表会が刺激になり，良いことは見習おうということで，今では全病棟に広がっている。他者が聞いて"なるほど"と納得できる評価をするためには，具体的で達成可能な目標を設定する，評価基準を持つ必要性があるということも体験的に学習できた。

　9月の中間評価の発表会と3月の最終評価の発表会は，年間行事としてすっかり定着している。所属目標評価の発表会は，他部門の人にも声をかけて聞きに来てもらう。この発表会を，病院の過半数を占める看護部が，厳しい医療情勢にどのように立ち向かおうとしているのかを，他部門に知らせる大事なイベントとして位置づけている。看護部が原動力になって周囲を動かすのがねらいである。今ではプレゼンテーション能力もアップし，スライドやOHPを使いユーモアを交えた説得力ある発表会になっている。自分たちが行ったことを，また今後の課題を，視覚や聴覚で表現することの重要性を楽しく学習している。

所属目標評価の発表会を当看護部では，次のように評価している。
・発表会をすることで反省や評価が深まる。
・他部署が頑張っているのを聞いて「負けられない」という競争意識が働く。
・発表をすることで目標へのかかわりが深くなる。
・発表があるから目標達成に力が入るようになる。
・発表の前になるとスタッフが生き生きする。
・自分が所属の目標に向かって貢献していることが実感できるようになる。
・院長や他部門の人が聞きに来てくれるので，適度な緊張感がある。看護部のことを他部門にアピールする良い機会になっている。

2．自己目標管理シートの作成と活用

　自己目標管理シートについて説明する前に，目標による管理を導入した動機について述べたい。

　当看護部が目標による管理を導入したのは平成9年である。当時の看護部には，平均年齢が36.7歳で，卒後10年以上の看護師が62％を占めているといった背景があった。その62％の中堅看護師やベテラン看護師の考え方や行動が看護の質を左右するといっても過言ではない。そして，後輩看護師に与える影響力は非常に大きいといえる。

　しかし，当時は，中堅・ベテラン看護師が後輩看護師に良い影響を与えていたとはいいがたい状況であった。

　東京女子医科大学の金井Pak雅子氏がつくった新語に「寝たきり看護師」がある。当院の多羅尾前看護部長が「寝たきり看護師」とは「勉強もせず，技術を磨こうともせず，建設的な意見も出さず，自分が行った看護を振り返りもせず，ただ漫然と仕事をしている看護師」と定義づけた。まさに，その寝たきり看護師が中堅・ベテラン看護師の中に存在していたわけである。

　その頃の現任教育は，卒後3年目までは継続的にかかわる教育プログラムを立て，主体性を持ち自律できる看護師を育てることに力を入れていたが，現在のような中堅・ベテラン看護師を対象にした継続的な教育プラグラムはできていなかった。卒後4年目以上の看護師の能力開発は個々に任かされていたのが実情である。

　本来，自分の能力は自分で開発することが当然であるが，組織としてもそのような風土が育っていなかったし，もちろん看護師自身の主体性も育っていない状況であった。

　当院の看護の質を上げるには，まず経験豊富な中堅・ベテラン看護師の資質を上げることが先決課題であり，その人たちが主体的に，生き生きと取り組める体制の構築が必要と考えていた。

　折りしも企業が「目標による管理」を導入していることを知った。それは，上司から仕

第1章 目標管理の考え方とその実際

事を一方的に命じられ，決められたやり方に従って行うのではなく，企業目標に直結した自己目標を設定し，自らがする仕事を明らかにして主体的に取り組み，自らを評価して達成していくやり方であった。

当看護部はスタッフの自律と主体性を育てることを課題として挙げていたことや，中堅・ベテラン看護師に主体性が欠けていたこともあって，このシステムが最適だと考え導入した。

1）自己目標管理シートの作成時のポイント

目標による管理を効果的に進めていくにあたって，まず実施したことは「自己目標管理シート」の作成である。目標管理を進めていくにはなくてはならない道具である。

当院では自己目標管理シート（**資料3**）としているが，企業によっては能力開発カードやチャレンジカードとしているところもある。カードには難易度やウエイトを記載する欄があるが，これは成果主義賃金制をとっている企業が目標達成度を絶対基準として人事考課に活用しているからだろう。当院は公立病院で年功序列の給与体系であり，成果が処遇に反映することはない。

当看護部の目標管理は，自らの意欲の下に自己目標を設定して主体的に取り組み，達成感とそれに伴うやりがいを感じながら，所属の目標達成に貢献することを目的に導入している。

このことから自己目標管理シートは，人事考課に反映させている企業とは異なり，当看護部の導入目的に合わせて，記入しやすさ，使いやすさをポイントに置いて作成した。記入項目が複雑になると，記載が面倒になり実用化されないという危惧があった。

平成15年7月7日の神戸新聞に「地方公務員に能力制」という記事が掲載された。当市民病院も近い将来，個人の成果が問われることになるであろう。そうなれば，自己目標管理シートの内容の変更を考える必要性が出てくるが，現時点では特に問題なく使用している。

資料3　自己目標管理シート

平成　　年度（スタッフ用）

所属	氏名
目標（達成すべきゴール）	具体的実施計画（方法・いつ・何を・どうするのか・工夫）

中間自己評価　　月　　日　5・4・3・2・1　　課長評価　　月　　日　5・4・3・2・1
達成状況

最終自己評価　　月　　日　5・4・3・2・1　　課長評価　　月　　日　5・4・3・2・1
達成状況

自己の新たな課題

5　できた（81％以上）　　4　だいたいできた（80～61％）　　3　半分できた（60～41％）　　2　あまりできなかった（40～21％）　　1　できなかった（20％以下）

第1章 目標管理の考え方とその実際

資料3の続き

1．過去1年間で所属に最も貢献できたと思うことを具体的に記述してください	2．自己PR（得意とするものや長所など何でもよい）

執務態度目標（情意目標）・自己啓発 5．できた 4．だいたいできた 3．半分できた 2．あまりできなかった 1．できなかった			前期評価		後期評価	
			自己	課長	自己	課長
執務態度（情意面）	規律性	就業規則や職場のルールを守り秩序の維持に努める				
		身だしなみ・言葉づかいをきちんとする				
		報告・連絡・伝達などをきちんとする				
	積極性	必要な知識・技術を常に習得しようと努力する				
		言われたことしかやらないのではなく，期待以上にやろうとする				
		良いと思ったことは進んで実行する				
	協調性	組織の中で自分の位置や立場を理解しふさわしい行動をとる				
		全体のことを考え，他人の仕事でも自発的に手伝う				
		陰日なたなく骨身を惜しまない				
	責任性	与えられた仕事は責任を持って最後までやり遂げる				
		困難な状況においても自己の最善を尽くそうとする				
		仕事の経過や結果を確実に報告している				
	自制心	患者や家族の前で感情がコントロールできている				
		いやなことや困難な状況でも忍耐強く物事を受けとめている				
自己啓発	共感性	患者の話に耳を傾け，思いやりの態度で接している				
		患者を受容し心を通わせる看護が提供できている				
	管理	患者の安全を考え，常に事故防止に向けて行動している				
		時間内に仕事を計画的に実践し，時間管理が上手にできている				
		経済的側面に注意を払い無駄を省く努力をしている				
		所属やチームの目標を知り，目標達成に向けて活動している				
	教育	意欲的な自己目標を設定し取り組んでいる				
		キャリア開発に向けて課題・目標を明確にして取り組んでいる				
		積極的に院外・院内の研修に参加している				
		研修参加だけでなく，学んだことを看護実践に生かしている				

2）自己目標管理シート活用の基本

自己目標管理シートは，下記の考え方を視点に置いて使用している。
① 各自が看護部方針や所属目標に結びついた目標達成を図る。
② 各自の遂行した実践を客観的に評価する。
③ 本人の意見や考えを尊重し，自己啓発を促す。
④ 課長とスタッフのコミュニケーションを図り，相互理解によって仕事のしやすい環境をつくる。

（1）目標（達成すべきゴール）と具体的実施計画

シートの左半分の上記欄では，1年間の目標（達成すべきゴール）と具体的実施計画を4月中に記入する。目標は，個人の能力に対しやや高めで，少し努力すればできる程度の目標を設定することが望ましい。高すぎると達成できなかったり，低すぎると達成感が得られなかったりして，いずれも満足感を得ることができずに1年が終わってしまうことになる。そうなれば個人の能力開発につながらないし，やる気を失い目標管理の意味がなくなる。

目標は，具体的な数値を用いて測定できる目標（定量目標）を設定するのが望ましい。しかし，看護職の場合，企業の目標に比べて数値で具体的に挙げるのは難しい場合が多い。当看護部も最初の頃は数値を挙げることができず，定性目標（数値化しにくい目標）が多かった。そのような目標は評価基準が明確でないため，課長もスタッフも評価に困った経験が幾度とある。だからといって，すべて定量目標にというわけではない。ドラッカーは「目標は，事業上の定量化できる目標と共に，人材開発，働く人たちの仕事ぶりや姿勢，社会的責任など，定量化できない目標を含むことが必要である。これらの条件を満たさない目標は近視眼的であって意味がない」[1]と述べている。定性目標の時は，具体的実施計画をより詳細に立案すると評価しやすくなる。

具体的実施計画は目標を達成するための行動指針であるので，具体的に，いつまでに，何を，どれだけ，どのようにするのか，また，工夫しようとしていることを記述するとよい。記入が済めば課長に提出する。

課長は提出してきたシートに目を通し，目標が看護部の方針や所属目標にリンクしているか，個人のキャリアに適合しているか，評価できる目標になっているかなどにポイントを当てて初回面接の準備をする。

（2）自己評価・課長評価・自己の新たな課題

　自己目標管理シートの中記および下記欄には，中間評価と最終評価を記入する。

　9月下旬から課長との中間面接を開始するため，その準備としてスタッフは前期の自己評価を行う。進捗状況や達成状況，達成できなかった場合はその理由を記述する。進捗状況によっては後期に向けて目標を修正することも必要である。シートの記入が済めば課長に提出する。課長はスタッフ一人ひとりの実践活動を把握することは困難であるため，事前に主任から実践面での情報を収集し評価の参考にしている。また，自己目標は所属で公表しているため，チームリーダーからも情報を聞くこともできる。

　評価の記入が済めば面接日を設定し，シートを見せながら面接を行う。中には，面接後に評価を記入している課長もいる。個人がつけた評価点と異なる場合は，面接時にその理由を話し双方が納得できるまで話し合う。課長によっては，その人の人間性に触れる評価をしていることがあるが，評価はあくまでも個人の目標に焦点を当てて行うもので，その人の人間性を評価するのではない。

　最終面接を2月頃から開始するため，中間評価と同様に，スタッフは面接までに最終の達成状況や評価の根拠を記入する。また，最終評価を踏まえて次年度に向けた新たな課題を記述して面接前に課長にシートを提出する。

　課長は最終面接では，褒めるところは褒め，達成できなかった場合はその理由や根拠が適切であるか評価し，次年度に向けてスタッフに適切なアドバイスをし，期待することを述べる。

（3）過去1年間で所属に最も貢献できたことの具体的な記述・自己PR

　シートの右半分の上記欄は，過去1年間行った仕事で所属に最も貢献できたと思うことを記入する。給料を受け取って仕事している限り，毎日を漫然と仕事するのではなく，誰もが納得できる成果を出す必要がある。ここでは，委員会活動として頑張ったこと，チームリーダー・サブリーダーとして目標達成に向けて頑張ったこと，個人が勉強して専門性を高め質の高い看護が提供できたこと，また，大きな成果として表れなくても，個人が努力して所属に貢献できたと思うことなどを記述している。

　自己PRでは，個人生活のことも含めて課長にもっと知ってもらいたいと思うことを記述する。例えば，自分の得意とするものや長所を書いたり，家庭では子育て真っ最中で自分の時間がなかなか取れないことなどを書いてもよい。"個人生活のことまで書くの"と思われるかもしれないが，女性の職場では大半の人たちが経験することであるから，お互

い理解できるところでもある。困っている時は相談を受けたりアドバイスもできる。
　一所属に20名から40名のスタッフがいる。課長は一人ひとり確実に見ることは非常に難しい状況である。しかし，この2点を書くことで，課長がそれまで把握できていなかったスタッフの一面を知ることや，本人が貢献できたと思っていることを知ることで，面接の場で褒めたり励ましたりして和やかな雰囲気をつくり，面接を導入しやすくしている。

（4）執務態度目標（情意目標）・自己啓発

　この欄は，平成10年4月から新たに加えられた。情意目標には，規律性，積極性，協調性，責任性を挙げた。規律性とは，規則や規定をよく守り，職場秩序の維持に努め，より良い習慣の向上に努める態度である。積極性は，自分の仕事に関して，質的向上，量的拡大，改善，提案，自己啓発などを行う態度である。協調性は，組織の一員としての自覚を持ち，与えられた仕事はもとよりチームの仕事を同僚と協力してやっていこうとする姿勢，また積極的に意思の疎通を図り，良好な人間関係を保とうとする姿勢である。責任性は，自分に与えられた仕事を果たそうとする意欲・姿勢である。
　以上のことは，組織人として必要なことであり，意識して行動してほしいと考えた。また，自己目標の評価だけでは，個人の頑張りが評価できないことがある。目標以外で頑張っているところを加点評価したいという思いもあって情意目標を加えた。
　情意目標においては3年間経過した時点で見直し，平成14年度から新たに自制心と共感性を追加した。
　自制心には「患者さまや家族の前で感情がコントロールできている」の項目がある。最近は患者の権利意識も高くなってきており，時には無理・無茶な要求を言ってこられることもある。しかし，そこですぐに「それは無理な要求でできません」と返答してしまえば問題である。無理・無茶とわかっていても，そのような時は感情をコントロールして，丁寧に返していくことが必要である。共感性については，患者の話に耳を傾け思いやりの心で接してほしいという思いと，患者を受容し心を通わせる看護を提供してほしいと考えた。
　また，平成14年度から新たに自己啓発を追加し，管理と教育の項目を入れた。管理の中には，看護部では事故防止，時間管理，経済性，キャリア開発などに力を入れていることもあって，そのことに関する内容を挙げている。
　教育の項目では，専門職として仕事をしていく限り，絶えず高度な知識を獲得し，確かな技術を磨いていかなければならない。そのためには院内・院外の研修会に積極的に参加して自己研鑽してほしいと考えている。しかし実情は，1年に1回も院外研修に参加していない人，また，院内の研修でさえも参加していない人がいる状況がわかり，面接時に話

題にできるようにと追加した。情意目標も自己目標と同じ時期に評価している。

3）主任用自己目標管理シート

　主任用シート（**資料4**）は平成14年度に新しく作成した。目標に関する左半分の欄と，右上の自己PRと所属に貢献できたことを記入する欄は，スタッフと同様である。異なる点は，執務態度，職務遂行能力と管理を入れたことである。それまではスタッフと同じシートを使用し，執務態度目標も同じ内容のものであった。しかし，スタッフのシートに挙げている執務態度は，主任として当然できていなければならないことばかりである。そこで，主任は看護実践者としてスタッフのモデルであるという点や，主任の役割に視点を置いて主任に期待する内容を挙げた。項目は，責任性，創造性，自主性，協調性，判断力，実行力，折衝力，自己啓発意欲である。責任性や協調性の項目はスタッフのシートにも挙げているが，内容を若干変えている。例えば，責任性では「主任の役割を十分理解し，役割遂行の努力をしている」とした。

　管理では課長の補佐，スタッフの育成，役割と責務の項目を入れた。この項目は当院の「主任の役割と業務マニュアル」から一部抜粋した。内容については，主任として常に念頭に置いて意識し，率先して行動してほしいことを挙げた。課長の補佐の項目では，「看護管理上の問題の発見やその解決のための方策を見出し，課長と共に考えることができる」「課長に率直に意見を述べ，病棟運営を補佐できる」などを挙げている。ここでは主任自身ができたと評価しても，課長が補佐してもらったと感じなければ評価点が低くなるわけである。

4）課長用自己目標管理シート

　課長用シート（**資料5**）は，右下に「どのような所属にしたいと考えていますか」という欄を設けている。所属長としてしっかりビジョンを持って，どのような所属を目指すのか明確にしておくことが重要である。看護部長と担当次長との面接時に話題に挙げ確認している。また，課長は年度初めの1回目の所属会で必ず課長自身の目標をスタッフに公表することにしている。

資料4　自己目標管理シート（主任用）

平成　　年度

所属	氏名
目標（達成すべきゴール）	具体的実施計画（方法・いつ・何を・どうするのか・工夫）

中間自己評価　　月　　日　　5・4・3・2・1　　課長評価　　月　　日　　5・4・3・2・1
達成状況

最終自己評価　　月　　日　　5・4・3・2・1　　課長評価　　月　　日　　5・4・3・2・1
達成状況

自己の新たな課題

| 5 できた (81％以上) | 4 だいたいできた (80〜61％) | 3 半分できた (60〜41％) | 2 あまりできなかった (40〜21％) | 1 できなかった (20％以下) |

第1章　目標管理の考え方とその実際

資料4の続き

過去1年間における職務実績（所属に最も貢献したことなど）	看護課長コメント

執務態度・職務遂行能力			前期評価		後期評価	
5. できた　4. だいたいできた　3. 半分できた　2. あまりできなかった　1. できなかった			自己	課長	自己	課長
執務態度	責任性	主任の役割を十分理解し、役割遂行の努力をしている				
		責任転嫁しない				
		陰日なたなく努力している				
	創造性 自主性	新しい目で仕事を見直し、改善に向け取り組んでいる				
		指示・命令がなくても、自己の役割を考え意欲的に取り組んでいる				
	協調性	所属目標達成に向け積極的に参画している				
		相手の立場を十分思いやることができる				
		誰とでも分け隔てなく公平に接し、調和を保つことができる				
	判断力	敏速で的確である				
		将来発生し得る問題を予測し対処することができる				
	実行力	仕事を正確かつ敏速にすることができる				
		粘り強くやり抜くことができる				
	折衝力	相手に好感を与え上手にまとめることができる				
		説得力があり、粘り強い				
	自己啓発意欲	積極的に研修（院内・院外）に参加し、能力開発をしている				
		専門性を高めるためにチャレンジしている				
管理	課長の補佐	看護管理上の問題の発見やその解決のための方策を見出し、課長と共に考えることができる				
		課長と共に病院方針に基づいた活動が推進できる				
		課長に率直に意見を述べ、病棟運営を補佐できる				
	スタッフの育成	行われた看護の妥当性効果などについて評価し、フィードバックさせることができる				
		スタッフの能力を伸ばし成長を支援することができる				
		所属の研究計画に対し、メンバーを指導し支援ができる				
		患者の安全に気を配り、事故防止に向けて指導ができる				
	役割責務	チームメンバーの力を最大限に発揮できるよう調整・指導できる				
		スタッフに言うべきことを言い、職場のレベルアップに努力している				
		緊急事態にリーダーシップを発揮し、対応できる				
		時間管理が上手に実践でき、必要性をスタッフに説明できる				
		経済的側面に注意を払うことができ、スタッフに指導できる				
		臨床実践者のモデルとなり信頼されている				

資料5　自己目標管理シート（課長用）

平成　　年度

所属	氏名
目標（達成すべきゴール）	具体的実施計画（方法・いつ・何を・どうするのか・工夫）

中間自己評価　　月　　日　5・4・3・2・1　　　上司評価　　月　　日　5・4・3・2・1
達成状況

最終自己評価　　月　　日　5・4・3・2・1　　　上司評価　　月　　日　5・4・3・2・1
達成状況

どのような所属にしたいと考えていますか

資料5の続き

過去1年間で行った看護管理で，看護部または所属に最も貢献できたと思うことを具体的に記述してください

評定要素	具体的目標	自己	課長	自己	課長
1 仕事の目標設定と徹底化	目標は具体的で的確に設定した				
	目標を部下に理解させ浸透させた				
	目標達成に向けて部下を参画させた				
	目標達成に向けて創意工夫した				
2 仕事の進行と管理	常に仕事の状況をよく把握した				
	必要に応じて部下に適切な指導・助言を行った				
	部下の仕事の量と全体の仕事量を把握し調整を行った				
3 上司の補佐としての役割	上司の立場を十分に理解し，補佐の役割が果たせた				
	管理上必要な情報は正しく伝え，上司の正しい判断を助けた				
	上司と意見交換し，率直な意見を述べた				
4 リーダーシップの発揮	部下を掌握し個々の能力や組織力を発揮させた				
	部下から信頼され目標に向かって協力させた				
5 部下とのコミュニケーション	自分の考えを部下に十分伝え，浸透させた				
	必要な事柄は連絡や説明を十分行い，部下を納得させた				
	部下の意見をよく聞いた				
6 部下の能力育成	部下の個々の能力を把握した				
	長期的な育成を視野に入れ適切な指導をした				
	自己啓発に向け指導・援助した				
7 問題解決	発生した問題を直ちに分析し原因をつきとめた				
	分析した原因に対し，今後に向けて改善策を検討した				
	発生した問題は適切に解決した				

評価基準　5.よくできた(91%以上)　4.できた(90～81%)　3.だいたいできた(80～61%)　2.やや劣る(60～51%)　1.劣る(50%以下)

報告したい事項または希望することがあれば書いてください

課長目標を公表することになったきっかけは，平成11年に初めて目標管理に関するアンケートを実施した時に「課長の自己目標も公表してほしい」という意見があったことである。スタッフには，課長たちも目標を挙げて取り組んでいることを知らせていなかったため，スタッフだけがやらされているというマイナス思考がアンケートに反映された。そこで，課長会で課長の目標の公表の是非について検討した。課長の目標は，看護部の方針や所属目標達成に向けて，所属のスタッフが同じ方向を目指して取り組むために，どの部分に力を入れてやっていくのか，または，自分の所属の特長をとらえ，どのような所属にしたいと考えているのか，それらを考慮して目標を挙げている。これらの目標はスタッフの協力なしには達成できないわけであるから，公表することでスタッフからも協力が得られると考え公表することにした。

　次に，課長用シートの右側の欄には「評定要素」「具体的目標」を設けている。内容は三木市が課長クラス以上の管理職員を対象に，毎年1回行っている勤務評定自己申告書の内容を看護課長用に一部変えて活用した。

　評価要素には，1．仕事の目標設定と徹底化，2．仕事の進行と管理，3．上司の補佐としての役割，4．リーダーシップの発揮，5．部下とのコミュニケーション，6．部下の能力育成，7．問題解決の7つの要素がある。そして，それぞれの項目には2つから4つの具体的目標がある。

　例えば，1．仕事の目標設定と徹底化では，
・目標は具体的で的確に設定した。
・目標を部下に理解させ浸透させた。
・目標達成に向けて部下に参画させた。
・目標に向けて創意工夫した。
この4つの具体的目標を自己評価するわけである。

　課長の管理シートに評価要素・具体的目標を入れた理由は，三木市が行っている年度末の1回のみの勤務評定自己申告書は，上司評価もなければ，上司の面接があるわけでもない。このような申告書の提出に意義を見出すことができないでいたが，管理者には必要な内容であった。そこで年1回だけの自己申告では個人の改善にはつながらないと考え，自己目標管理シートに組み入れ，日頃から意識して行動してもらうことにねらいを置いた。そして部長・担当次長との年2回（課長の場合は，初回面接と前年度の最終面接を兼ねているため2回である）の面接時に評価やアドバイスをすることが効果的と考え活用した。

　以上，自己目標管理シートに関することを述べた。自己目標管理シートの作成にあたっては，企業が使用しているものを参考にして作成した。その後はマネジメントサイクルの

Plan・Do・Seeサイクルを活用し，使用と評価を繰り返したことや，当看護部の状況・周囲の状況の変化をみながら見直したことで当看護部独自のシートに仕上がっている。

　自己目標管理シートの作成を新しく考えている方は，最初は躊躇せず企業や他施設のものを参考にして作成してみるとよい。使用するうちに自分の病院に合うように改善し，工夫することで病院独自のものに仕上がっていくからである。

引用・参考文献
1）P・F・ドラッカー，上田惇生編訳：チェンジ・リーダーの条件，P.163，ダイヤモンド社，2000.
2）多羅尾美智代：看護への想い　やりがい，人づくり，経営書院，2003.
3）幸田一男：最新目標による管理，産能大学出版部刊，1988.
4）野口吉昭編，HRインスティテュート著：戦略シナリオのノウハウ・ドゥハウ，P.146〜151，PHP研究所，1999.

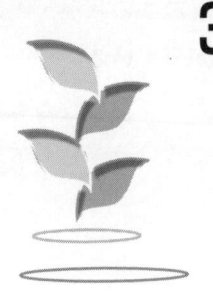

3. 目標による管理を定着させるために実践したこと

「目標による管理」が定着するまでは課長を支援し，共に推進を図ることはいうまでもない。定着に向けては課長の力量にかかっているといっても過言ではない。「目標による管理」を課長がどれだけ重要ととらえているかということと，どれだけ主体性を発揮していくかによって浸透度が違ってくる。そのため，課長たちが困っていることをタイムリーに聞き，問題解決に向けてサポートする必要がある。

課長会で情報交換を行い，課長間の認識を同レベルにしていくことや，課長・主任研修に組み入れ知識の獲得を図ることも，定着させるために重要な要素となる。

では，実際に当院で定着させるために実施したことを簡単に紹介する。

1）導入するまでの準備

（1）課長・主任研修で所属目標立案の演習

目標による管理を導入する前に，所属の目標の立て方について学習した。目標管理は看護部の目標，あるいは所属目標に連動した目標を設定することが必要であり，まずは看護部の目標や所属目標がしっかり立っていなければならない。そこで，平成9年2月に日本エル・シー・エーの男座氏を講師に招いて「看護部目標立案」というテーマで課長・主任研修を実施した。その研修では仕事の生産性を高めるための時間管理手法を学び，所属目標の立て方を演習した。所属目標と個人目標との違いはあるが，目標を立てる時の手法は同じである。この研修は，個人目標を立てる時の指導におおいに役立つ研修であった。

（2）自己目標管理シートの作成と課長たちへの説明

次に行ったことは，自己目標管理シートの作成と，自己目標管理シートを導入するにあたって課長への説明である。

第1章　目標管理の考え方とその実際

　課長への説明は課長会で，①目標による管理とは，②導入目的，③今後課長たちにしてもらう内容，④面接の仕方——などについて資料を用いて説明した。前に述べたように，課長の理解度や力量によって浸透度が違ってくるため，そのプロセスや進め方について理解できるように説明し，納得するまで十分話し合い，課長をやる気にさせることがポイントである。

　課長は，「また新しいことをさせられる」という不安は感じていたようであるが，まずやってみよう，困ったことがあればその時考えればいいという，プラス思考で物事が考えられる風土が育っていたことが幸いして，課長からは大きな反対もなく受け入れられた。

2）導入後

（1）課長たちへの支援

　導入後は軌道にのるまで課長をサポートすることが重要である。初めての目標面接を経験した平成9年7月に，面接の状況やスタッフの反応，困ったこと，感想などを，簡単な設問項目で調査した。調査内容は**資料6**のとおりである。

　上記の結果を基に，困ったことに対してどうすればよいかを話し合った。課長たちは，

資料6　導入4ヵ月後に課長に対して行った調査内容

1．目標管理シートの使用にあたって，スタッフの反応はいかがでしたか。

2．自己目標は看護部の方針や所属目標に沿っていましたか。
　　また，具体的でしたか。感じるところを自由に記入してください。

3．7月31日現在の個人面接の状況について記入してください。

　　①修了　　　名　　　未面接　　　名

　　②まだ終了していない場合，その理由と今後の計画があれば記入してください。

4．面接するにあたって困ったこと，面接して感じたこと，意見などがあれば記入してください。

抽象的な目標に対して，どうアドバイスすればよいか，面接をどう進めていけばよいかなど，同じような問題で悩んでおり，一緒に考えることで解決策を見出し，次回の中間面接に生かす手がかりにした。

　また，目標管理を実施して1年後の平成10年5月に，課長たちに自己目標管理シートや目標面接について，1年間を振り返り，感想や相談も含めて自由記載でレポートを提出してもらった。そのまとめを課長会で提示し，検討が必要なものは議題に挙げて話し合った。

　課長たちは，4ヵ月後に調査した時と同様の悩みを抱えていた。目標面接の仕方で，スタッフが挙げた目標に対してどうアドバイスをすればよいか困った，面接の時間を確保することが難しく十分な効果を上げることができなかったなどと述べていた。このことから平成10年度は目標面接に関する研修を企画した。

　平成10年6月に日本賃金センターの斎藤清一氏を招き，「目標面接」について，課長・主任を対象に研修会を実施した。

　この研修のねらいは，目標設定時の面接や評価時の面接を効果的に行い，個人の自己実現欲求を引き出し，動機づけになる面接の仕方を学ぶことであった。

　課長たちはこの研修を受けて，面接の難しさを再認識したわけであるが，「3回の面接を通してスタッフのやる気につながり，自己啓発や能力開発につながるよう面接を大事にしていきたい」と感想を述べている。

　研修の内容は理解できても，実際の面接場面では，事前に準備したとおりに面接することができず悩んでいる課長もいた。しかし，経験を積み重ねることで相手の考えを引き出したり，褒めたりするコツをつかみ，課長自身も満足できる面接ができるようになっている。

（2）自己目標管理シートの見直し

　平成10年4月にスタッフ用シートに執務態度目標（情意目標）を新たに追加した。項目に，規律性，積極性，協調性，責任性を挙げた。3年後にさらに見直し，平成14年4月から執務態度目標に自制心と共感性を追加し，新たに自己啓発項目を入れた。

　また，平成14年4月に主任用シートを新たに作成し，執務態度，職務遂行能力として責任性，創造性，自主性，協調性，判断力，実行力，折衝力，自己啓発意欲の項目を入れ，管理として，課長の補佐，スタッフの育成，役割と責任の項目を挙げた。

第1章　目標管理の考え方とその実際

（3）評価はアンケート調査で
①スタッフのアンケート結果

　目標管理が，個人のやりがいや自己啓発につながっているか，また，目標面接の成果などを確認するため，導入して2年ごとに（平成11年，13年）看護職員全員にアンケート調査を実施した。アンケート調査用紙は**資料7**のとおりである。

　設問項目では，自己目標の達成度や達成感はどうか，自己啓発につながったか，そして，目標面接の効果や執務態度目標などについて聞いた。

資料7　自己目標管理シートに関するアンケート

　毎日忙しい看護業務をご苦労様です。目標管理シートを使用し始めて4年が経過しました。自己目標管理シートの使用や，年3回の婦長（課長）の面接も定着してきました。このたび，その成果を調査し「目標による管理」に向けて，今後の参考にしたいと思っていますのでアンケートにご協力をお願いします。

　回収期限　平成13年5月2日（水）所属婦長に提出してください

　　　　　　　　　　　　　　　　　　　　　　　　　　　　　　平成13年4月24日
　　　　　　　　　　　　　　　　　　　　　　　　　　　　　　看護部次長　藤田一枝

1．氏名（自由記載）【　　　　　　　　　】　　2．所属名（　　　　　　　　）

3．平成12年度に面接を受けた婦長氏名　【　　　　　　　　　】

4．卒後経験年数　①1年目　　　②2～3年目　　③4～5年目
　　　　　　　　④6～10年　　⑤11～20年目　⑥21年目以上

5．以下の質問にお答えください。また，各項目に対してご意見があれば（　）にお書きください。

　1）「自己目標管理シート」の使用によって自己目標が明確化し，1年間の自分の行動の振り返りの機会になりましたか。
　　　①大変そう思う　②そう思う　③やや思う　④あまり思わない　⑤思わない　⑥その他
　　　（　　　　　　　　　　　　　　　　　　　　　　　　　　　　　　　　　　　　　）

　2）自己目標を設定したことで自己啓発につながりましたか。
　　　①大変そう思う　②そう思う　③やや思う　④あまり思わない　⑤思わない　⑥その他
　　　（　　　　　　　　　　　　　　　　　　　　　　　　　　　　　　　　　　　　　）

　3）平成12年度の自己目標は達成できましたか。
　　　①大きく上回った　　　　②達成できた　　　　③ややできた
　　　④あまりできなかった　　⑤できなかった　　　⑥その他
　　　（　　　　　　　　　　　　　　　　　　　　　　　　　　　　　　　　　　　　　）

　4）目標を達成したという満足感は得られましたか。
　　　①大変得られた　　　　　②得られた　　　　　③まあまあ得られた
　　　④あまり得られなかった　⑤得られなかった　　⑥その他
　　　（　　　　　　　　　　　　　　　　　　　　　　　　　　　　　　　　　　　　　）

53

資料7の続き

5）面接では自分の思いを十分伝えることはできましたか。
　　①十分伝えた　　　　　　②伝えた　　　　　　　　③まあまあ伝えた
　　④あまり伝えられなかった　⑤伝えられなかった　　　⑥その他
　　（　　　　　　　　　　　　　　　　　　　　　　　　　　　　　　　　　）

6）面接時の婦長のアドバイスは適切であったと思いますか
　　①大変適切であった　　　　②適切であった　　　　　③まあまあ適切であった
　　④あまり適切でなかった　　⑤適切でなかった　　　　⑥その他
　　（　　　　　　　　　　　　　　　　　　　　　　　　　　　　　　　　　）

7）婦長面接はやる気につながりましたか。
　　①大変やる気になった　　　②やる気になった　　　　③まあまあやる気になった
　　④あまりならなかった　　　⑤ならなかった　　　　　⑥その他
　　（　　　　　　　　　　　　　　　　　　　　　　　　　　　　　　　　　）

8）平成12年度は何回面接を受けましたか。
　　①1回　　　②2回　　　③3回
　　（　　　　　　　　　　　　　　　　　　　　　　　　　　　　　　　　　）

9）婦長評価に満足していますか。
　　①大変満足している　　　　②満足している　　　　　③まあまあ満足している
　　④やや不満　　　　　　　　⑤不満　　　　　　　　　⑥その他
　　（　　　　　　　　　　　　　　　　　　　　　　　　　　　　　　　　　）

10）情意目標は組織人として必要だと思いますか。
　　①大変必要だと思う　　　　②必要だと思う　　　　　③まあまあ必要である
　　④あまり必要でない　　　　⑤必要でない　　　　　　⑥その他
　　（　　　　　　　　　　　　　　　　　　　　　　　　　　　　　　　　　）

11）情意目標の婦長評価に満足していますか。
　　①大変満足している　　　　②満足している　　　　　③まあまあ満足している
　　④やや不満　　　　　　　　⑤不満　　　　　　　　　⑥その他
　　（　　　　　　　　　　　　　　　　　　　　　　　　　　　　　　　　　）

12）あなたの所属する職場風土は良くなったと思いますか。
　　①大変そう思う　　　　　　②そう思う　　　　　　　③やや思う
　　④あまり思わない　　　　　⑤その他
　　（　　　　　　　　　　　　　　　　　　　　　　　　　　　　　　　　　）

13）「自己目標管理シート」や「婦長面接」について，何かご意見があればお書きください。

第1章　目標管理の考え方とその実際

　結果は**資料8**のとおりで，平成11年の結果に比べて平成13年はすべての項目において良くなっている。目立つ項目は「目標を設定したことで自己啓発につながったと思うか」では，〈つながった〉〈ややつながった〉が73%から90%に，「自己目標管理シートを使用することで1年間の行動の振り返りの機会になったか」では，〈なった〉〈ややなった〉が75%から93%に，「面接では自分の思いを十分伝えることができたか」では，〈できた〉〈ややできた〉が74%から87%に，「面接はやる気につながったか」では，〈つながった〉〈ややつながった〉が65%から80%になっている。

資料8　個人目標管理アンケート結果　平成11年度・13年度の比較（一部抜粋）

	H11年度	H13年度		H11年度	H13年度
質問1）目標管理シートは行動の振り返りになったか			**質問5）面接で自分の思いを伝えられたか**		
①大変なった	×	10	①十分伝えられた	×	9
②なった	35　75%	60　93%	②伝えられた	32　74%	45　87%
③ややなった	40	23	③まあまあ伝えられた	42	33
④どちらともいえない	17	×	④どちらともいえない	16	×
⑤あまりならなかった	4	5	⑤あまり伝えられなかった	7	9
⑥ならなかった	2	2	⑥伝えられなかった	2	2
⑦その他・無回答	2	0	⑦その他・無回答	1	2
質問2）自己啓発につながったか			**質問6）面接時のアドバイスは適切であったか**		
①大変つながった	×	7	①大変適切であった	×	8
②つながった	26　73%	57　90%	②適切であった	42　78%	58　86%
③ややつながった	47	26	③まあまあ適切であった	36	20
④どちらともいえない	20	×	④どちらともいえない	16	×
⑤あまりつながらなかった	3	7	⑤あまり適切でなかった	4	8
⑥つながらなかった	2	1	⑥適切でなかった	1	2
⑦その他・無回答	2	2	⑦その他・無回答	1	4
質問3）自己目標は達成できたか			**質問7）面接はやる気につながったか**		
①達成できた	16　76%	31　83%	①大変やる気になった	×	4
②やや達成できた	60	52	②やる気になった	27　65%	46　80%
③どちらともいえない	11	×	③まあまあやる気になった	38	30
④あまりできなかった	12	13	④どちらともいえない	25	×
⑤できなかった	1	2	⑤あまりやる気にならなかった	7	11
⑥その他・無回答	0	2	⑥やる気にならなかった	2	6
			⑦その他・無回答	1	3

資料8の続き

```
                                    H11年度  H13年度                                      H11年度  H13年度
質問8) 婦長（課長）面接を何回受けたか              質問11) 情意目標の婦長評価に
                                                        満足しているか
    ①3回                23     45          ①大変満足している        ×      8
    ②2回                60     45          ②満足している         32│59%│ 52│87%│
    ③1回                16      8          ③まあまあ満足している    27       27
    ④無回答               1      2          ④どちらともいえない     29       ×
                                            ⑤あまり満足していない     3      2
                                            ⑥満足していない         1      2
                                            ⑦その他・無回答         8      9

質問9) 目標の婦長評価に
      満足しているか
    ①大変満足している       ×      6
    ②満足している         42│68%│ 55│86%│
    ③まあまあ満足している    26       25
    ④どちらともいえない     25       ×
    ⑤あまり満足していない     2       4
    ⑥満足していない         2       2
    ⑦その他・無回答         3       8
```

②課長アンケート結果

　課長たちにも同じ時期にアンケート調査をした。質問用紙は**資料9**のとおりである。課長アンケートはスタッフとの結果を対比し，課長・スタッフの認識のズレはないかをみた。

　平成13年の調査結果の一部を紹介する。「面接時の課長のアドバイスをスタッフは適切であったと感じていると思うか」では，63.3％の課長が〈どちらともいえない〉としている。また，「課長面接はスタッフのやる気に影響を与えたと感じるか」では，55％の課長が〈どちらともいえない〉としており，〈やや感じる〉は36％であった。このように課長は面接の効果にあまり手応えを感じないでいる。しかし，スタッフの86％の人は課長のアドバイスは適切であったと答え，80％の人がやる気につながったとしている。この結果からスタッフは課長との面接を十分評価し動機づけができていると推察でき，課長面接は確実に成果を上げているといえる。

　1年間の面接回数では，スタッフは〈3回受けた〉と答えた人が45％であるが，課長たちの64％は〈3回実施した〉と答えている。このズレの原因は，面接を設定しても臨床の場では，患者の急変や緊急入院などで計画どおりに実施できないことが多々あることであ

第1章　目標管理の考え方とその実際

資料9　看護課長用「自己目標管理シート」に関するアンケート

1．氏名（　　　　　　　　　　）　　2．課長経験年数　　　　年
3．下記の質問にお答えください。
　1)「自己目標管理シート」の使用によって，各人の1年間の行動の振り返りの機会になっていると思いますか。
　　　①思う　　　　　　　　②やや思う　　　　　③どちらとも言えない
　　　④あまり思わない　　　⑤思わない

　2) 自己目標を設定したことで自己啓発につながっていると思いますか。
　　　①思う　　　　　　　　②やや思う　　　　　③どちらとも言えない
　　　④あまり思わない　　　⑤思わない

　3) 目標を達成したという満足感はスタッフに感じられますか。
　　　①感じられる　　　　　②やや感じられる　　③どちらとも言えない
　　　④あまり感じられない　⑤感じられない

　4) 面接は計画的にできましたか。
　　　①できた　　　　　　　②ややできた　　　　③どちらとも言えない
　　　④あまりできなかった　⑤できなかった

　5) 面接では課長の思いを十分伝えることはできましたか。
　　　①できた　　　　　　　②ややできた　　　　③どちらとも言えない
　　　④あまりできなかった　⑤できなかった

　6) 面接時の課長のアドバイスは適切であったとスタッフは感じていると思いますか。
　　　①思う　　　　　　　　②やや思う　　　　　③どちらとも言えない
　　　④あまり思わない　　　⑤思わない

　7) 課長面接はスタッフのやる気に影響を与えたと感じますか。
　　　①感じる　　　　　　　②やや感じる　　　　③どちらとも言えない
　　　④あまり感じない　　　⑤感じない

　8) 目標の「課長評価」はしにくかったですか。
　　　①しやすかった　　　　②ややしやすかった　③どちらとも言えない
　　　④ややしにくかった　　⑤しにくかった

　9) 情意目標の「課長評価」はしにくかったですか。
　　　①しやすかった　　　　②ややしやすかった　③どちらとも言えない
　　　④ややしにくかった　　⑤しにくかった

　10) 平成10年度の面接はどれくらいできましたか。
　　　第1回目　　①全員できた　　②80～99％できた　　③50～79％できた　　④49％以下
　　　第2回目　　①全員できた　　②80～99％できた　　③50～79％できた　　④49％以下
　　　第3回目　　①全員できた　　②80～99％できた　　③50～79％できた　　④49％以下

　11)「自己目標管理シート」や「課長面接」について，何か意見があればお書きください。

る。そのような時は，空いた時間で早急に短時間で面接したり，立ったままで行ったりということもあったようで，課長は面接したと思ってもスタッフは面接を受けたと感じてないようである。

　9月の中間面接や3月の最終面接では，①目標の達成度はどうであったか，②達成過程でどのような工夫や努力をしたか，③評価した根拠は何か——など，個人の思いや達成状況を聞きながら課長評価を伝えフィードバックすることにしている。このことを課長自身が再認識し，忙しくて大変であっても，必ず席についてスタッフと真剣に向き合って面接をしていかなければならない。

　面接回数を平成11年と13年で比較してみた。「3回全員実施できた」は，平成11年は54%であったが平成13年は64%に上昇，「80～99%面接できた」は，平成11年は19%であったが平成13年は21%にやや上昇している。いずれにしても日々忙しい中で，3回の面接を確実に行うことは課長の労力を伴う。しかし，面接を通してスタッフを育成し，結果として課長の成果を上げることになり，課長自身の成長に役立っていることは確かである。

　以上，スタッフと課長アンケートとの結果の一部を紹介した。スタッフのアンケート結果から，目標を設定することで自己啓発につながり，自己目標管理シートをスタッフが前向きにとらえ，やりがいを支援できていることがわかった。そして，各自が主体性を発揮して着実に目標達成に向け努力した結果が職場風土に良い影響を与えていることは確かである。それは課長が熱心に目標面接に取り組んだ成果でもある。

　このように目標管理の効果をアンケート調査で評価した。この方法がベストであると断言できないが，当看護部の経過を継続的に見ていくには良い方法であったと思っている。今後も2年ごとに継続してアンケート調査をしていきたい。

（4）アンケート結果の報告会を開催

　平成11年に初めて実施したアンケート調査の結果は，その年の9月に院内で報告会を開催した。それは，所属課長から報告するより，集計し，分析した本人が伝えた方がインパクトが強く，効果的に伝わるだろうと考えたからである。

　報告会の開催目的は，①目標による管理の目的をスタッフに再認識してほしい，②自己目標を設定することの有効性を理解してほしい，③目標による管理をよく思ってないスタッフに，プラス思考で受けとめ，自己実現を目指してほしい，という目的を持って報告した。以下に，その一部を紹介する。

第1章　目標管理の考え方とその実際

＊＊＊報告会から＊＊＊

【はじめに】

　自己目標管理シートは，目標による管理の理念に基づいて当看護部用にアレンジして平成9年度から導入しました。

　目標による管理は，部下のコントロールのためというより動機づけをするための手段として目標を利用することを，アメリカの経営学者であるP．F．ドラッカーが提唱したものです。その後にマクレガーがY理論「人間は，仕事をするのは当たり前のことで，人は自分が進んで身を委ねた目標には自ら駆り立てて働くものであるという考え方」によって理論的基盤をつくり，「マズローの自己実現欲求」などの理論が影響を与え，昭和35年以降に日米を問わずさまざまな組織によって活用されてきたようです。

　日本が目標による管理を導入した最初の頃は，不況や厳しい経営環境の状況でしたので，企業目標の効果的な達成に向けて業績中心，仕事中心的なものでした。よって，新しいノルマ管理と批判される向きもあったようです。

　皆さんの中の一部の人にも，ノルマ管理というイメージがあるのか自己目標管理シートの使用を快く思っていない人もいます。

　しかし，経済の高度成長の時代に入って働く人々の意識の変化や，進学率の上昇による高学歴に伴って価値観の変化などから，意欲とか動機づけが大きな課題となってきました。目標による管理が個人の自己実現欲求を引き出し，動機づけにおいても望ましいと注目され出し，組織目標と個人目標との統合の目標による管理のねらいをおくように変化してきたわけです。

　今回，アンケートの協力依頼の用紙に自己目標管理シートのねらいを説明しましたので，大部分の方には理解していただいたと思います。しかし，一部の人には，目標によって管理されているというイメージで，間違って理解している人もあるようです。

　もう一度正しく理解してほしいのです。自己目標管理シートの使用は，自分の能力を生かしたいとか，挑戦したいという個人の欲求を実現させながら，やる気を持って生き生き活動できることをねらいとします。それが結果的には看護部の方針や所属目標の貢献に結びつくというやり方です。

　自分の能力やキャリアは自分で責任を持って開発してほしいのです。そのために，課長との面接を年3回実施して，個人のやる気や，持っている力が十分発揮できるようサポートしていきます。

　以上，ここまでは看護部が行っている目標管理について説明しました。

では，アンケートの結果を報告します。配布枚数197枚，回収180枚，回収率91.4%でした。

【目標達成状況・自己啓発】

「自己目標は達成できましたか」では，〈できた〉〈ややできた〉を合わせると76%で，大部分の人が目標達成に向けて努力したことがうかがえます。

自己目標は所属目標と連動させていますので，個人の自己目標がほぼ達成できたということは，看護部基本方針や所属目標に貢献できたといえます。しかし，できたと答えた人が16%にとどまっていることから，各人は自己実現欲求に対する満足感を得るまでには至ってないと推測しますがいかがでしょうか。達成感や満足感を得ることで，次への目標に挑戦する意欲へとつながります。次年度は達成できたと答える人が1人でも多くなることを期待します。

「自己目標の設定は自己啓発につながっていると思いますか」では，〈つながった〉〈ややつながったと思う〉を合わせると73%でした。また，「自己目標管理シートは1年間の行動の振り返りになっていますか」では，〈なった〉〈ややなった〉を合わせると75%でした。

自己目標管理シートでの自己目標の設定や評価は，スタッフにとっても，看護部組織にとっても効果的であったととらえることができます。自己目標の設定は課長から一方的に言われるのでなく，面談の上自らの能力と意欲に照らして，自分の責任で設定しますから，自己啓発につながるところが大きいと思います。

自己目標の設定は，自分の能力より少し高めのものを設定し，努力して達成できる程度の目標がいいと言われています。努力をしなくてもできる目標であれば特に設定する必要はありません。自分の能力を開発するためには毎年少しずつ難しい目標にチャレンジし，自分の長期的目標の達成に向けて努力してほしいと思います。そうなって，初めて自己実現の欲求を満たすことになると考えます。

自己目標管理シートに対しては，

・自己目標管理シートは毎年は少し苦痛である。自分で管理していく感じではなく管理されている感覚で，そこからはみ出すことがダメだと言われて圧迫感を感じる。期限を設けることは大事かもしれないが，自由な発想や考え方は育たないと思う。

・自己目標管理シートを書くことにより，今年の1年間の行動目標をじっくり考え，方向性を見つけることができ，それを達成するために頑張れるので何気なく日が過ぎることがない。大いにやりがいにつながっている。

など否定的・肯定的意見がありました。自己目標管理シートは管理者が皆さんを管理

するために導入したものではありません。個人の欲求を自己実現させながら，自己の成長に役立ててほしいということで，あくまでも本人が主体となり，自らの意欲と能力に応じた目標を設定します。目標に関してはその人の自由裁量で設定しているわけですから，自己目標管理シートの導入によって自由な発想や考えが育たないという意見には納得できません。

自己目標管理シートには，「過去1年間で行った仕事で所属に最も貢献できたことを具体的に記述してください」という欄があります。そこには，各自貢献できたと思うことが書かれており，個々の努力の跡がうかがえます。しかし，中には堂々と「なし」と書いている人や空白の人もいます。ただ，与えられた仕事だけをこなすだけでは自己の成長にはつながりません。当看護部の理念は「質の高い看護を提供し，看護師自身働きがいが感じられ，仕事を通して自己の成長が実感できる」です。「私は，この1年こういうことに貢献できた」と自信を持って書ける仕事をして，自己成長につなげてほしいと思っています。

【課長との目標面接】

「課長面接で自分の思いを十分に伝えることはできましたか」では，〈できた〉〈ややできた〉，を合わせると74％でした。また，「課長面接時のアドバイスは適切でしたか」については，〈適切であった〉〈やや適切であった〉を合わせると78％でほぼ適切なアドバイスを受けていると言えます。しかし，「面接はやる気につながりましたか」では，〈つながった〉〈ややつながった〉を合わせると65％でした。この結果より適切なアドバイスであったが，それがすべてやる気につながっているとは言えないようです。

このことは，課長の面接技法に問題があるのか，皆さん自身にあるのかこのアンケートではわかりません。どちらにしても，面接は個人のやる気を引き出し，持っている力が十分発揮できるよう支援するためのものですから，今後やる気につながる面接のあり方を，課長たちと検討する必要があります。ただ，皆さんにわかってほしいことは，やる気は自分自身の内因性の問題でもあるわけです。課長の面接がやる気につながらなくても，やる気は自分自身の問題ですから，やる気につながるよう自分自身の成長のために頑張ってほしいと思います。

【執務態度目標（情意目標）】

「執務態度目標は自分の行動の振り返りになっていますか」では，〈なっている〉〈ややなっている〉を合わせると76％でした。この情意目標は社会人として必要なことです。一人ひとりが意識して行動してほしいという思いがあります。また，自己目標が達成できなかった人に対して，目標以外で頑張っているところを加点評価したいと考

えました。
　皆さんから提出してもらった意見の中に「いつも心がけているし，また，心がけなければならないと思う。半年に1回自分を振り返るいいチャンスになっている」という人もあれば，「小学生のようなレベルで管理されているような気がする」という人もいました。しかし，皆さんの中には情意的態度がとれていない人がいるのも事実です。
　例えば，何回注意しても遅刻する人，経験は豊かでもマイペースでしか仕事ができない人や，協調性に欠け周囲の状況に合わせられない人などです。いかに仕事がよくできても，能力があっても，組織の一員としての自覚，つまりマインドに欠けていては周囲が迷惑です。情意的態度はお互いが気持ち良く働くために，また自分自身を向上させるために大事なことだと思います。
　以上が皆さんからのアンケートの結果でした。この結果から概ね自己目標管理シートや課長との目標面接は受け入れられており，各自の行動の振り返りや自己啓発につながっているととらえることができました。最後に課長たちの意見を紹介します。
　課長には，導入して4ヵ月後，1年後，そして今回皆さんと同じ時期にアンケートで意見を聞きました。
　導入して4ヵ月後では，課長たちも初めての目標面接で，「具体性に欠けた目標に対して，本人を尊重した言い方でどのようにアドバイスや指導すればよいか困った」「初回なので，できるだけ個人の考えを尊重し修正しないよう心がけた」「結果に対して客観的に評価するのが難しい」など，悩みながら面接した姿がうかがえます。
　しかし，1年後の意見では「自分自身の役割認識から，この面接の意義を十分に理解していることが大事である」「時間的な余裕はないが，自分自身にどれだけやる気があるかということではないかと思う」「面接の成果を問われると十分ではないが，一人ひとりのスタッフと向き合い，きちんと看護などについて話し合うことがとても意義深いものである。自分自身の成長にも非常にプラスになった」「面接はとてもエネルギーが必要だし，ストレスも感じる。しかし，スタッフ個々の思いを知ることもできるし，スタッフも課長の考えを聞くことができるので運営上絶対に必要と思う」など，課長たちは目標面接の大切さを認識し評価しています。
　今後の面接においても，お互いがアサーティブに言え，相互理解に努め，効果のがある面接を期待します。
　ご清聴ありがとうございました。

第1章 目標管理の考え方とその実際

　以上，目標による管理を導入して，定着させるまでに実施したことを紹介した。目標による管理の浸透を図り定着させるには，課長とスタッフの目標面接が大変重要なポイントになる。そのことを課長自身が理解し，主体性を持って進めていかなければならない。「目標面接の結果はスタッフを通して必ず自分に返ってくる。だから怖い」と数人の課長は述べている。この課長たちは目標面接の重要性が十分理解できている人たちである。スタッフとの面接の状況を時々聞かせてもらっているが，個人の目標や思い，働きぶりを的確に把握し，適切にアドバイスやサポートできていることがよく伝わってくる。課長たちの面接技術の向上に感心している。現在，コーチングを学んでいるところであり，それが目標面接に生かされるともっと良くなるだろうと期待している。

　今でこそ看護界にも目標管理を導入し，他施設の取り組みが紹介されているが，当看護部が導入した頃は他施設の情報は皆無であったように記憶している。よって，企業の取り組みを書籍で勉強し，当看護部用にアレンジして導入した。理論を学んで導入したわけではないので，十分とはいえないが，三木市民病院の看護の現場からつくり上げたという点では看護職の皆さんに参考にしていただけるのではないかと思っている。

引用・参考文献
1）幸田一男：最新目標による管理，産能大学出版部，1988.
2）藤田一枝：婦長主任新事情目標管理を導入して「目標管理シートの活用」，No.98，P.22〜34，産労総合研究所，2000.

4. 個人目標管理
～成果目標のつくり方・具体的実施計画・評価

　個人目標管理は，個人が思い思いの目標を挙げればよいというものではない。所属の目標，看護部の目標，看護部の理念，病院の理念に双方向性につながっているのが原則である。各人がキャリアアップを図りながら，組織の目標達成に貢献する姿勢を養うことでもある。したがって，個人の目標が組織の目標のどこにつながるのかを認識できるようにしておく必要がある。

　当看護部では，個人の目標を組織の目標のどこにつなげるかということの一定のルールを決めている。

1）個人の目標設定

　先に述べたように，個人目標は，基本方針の①患者満足の向上と③専門性を高めるための目標を設定することが条件になる。①と③はそれぞれ別の目標を挙げてもよいし，リンクさせて目標を一つに絞ってもよい。例えば，チーム目標に口腔ケアの充実があり，個人目標が口腔ケアの知識・技術を計画的にレベルアップさせるものになっていれば，専門性を高めることは間違いない。この場合，目標はそれ一つでよいことになる。

　所属内でチームリーダー，サブリーダー，プリセプター，学習会係などさまざまな役割を担当することがあり，それを個人目標に追加して役割遂行を目指すこともある。この場合は目標が複数になる。

　各種委員の役割を担っている者は，委員会活動の推進者としての役割を個人目標に挙げることもある。例えば，褥瘡対策委員の人が，褥瘡のことを個人目標に挙げようとした場合，その人が所属するチーム目標も褥瘡対策に関するものであれば，双方をリンクさせることになる。しかし，チーム目標が褥瘡ではなく「口腔ケア」に関するものであれば，チーム目標を達成するために「口腔ケア」に対する個人目標は必ず挙げなければならない。褥瘡に関することは個人目標に挙げる場合もあるし，挙げない場合もある。個人目標に挙げ

なくても，委員会活動を推進するのは委員の役割である。目標に挙げないからなおざりにしてもよいことにはならない。

当初は「何々の勉強会に参加する」「何々の本を読む」という目標を挙げる人もいたが，それは，専門職の目標としてはお粗末である。専門職は仕事に必要な勉強はして当たり前で，勉強しただけでは患者満足にはつながらない。勉強したことをどのように患者満足につなげ，どのように自己成長させるかを計画的に取り組むのが目標である。

とはいっても，本人が勉強をする気になっているのであるから，その意欲は大切に育てなければならない。このような場合は，なぜその勉強会に参加しようと思ったのか，勉強してどうしようとしているのかを確認することから始める。観察ができるようになりたいのか，患者の指導ができるようになりたいのか，知識を高めることが目的なのかを確認する。もし，知識を高めたいのであれば，勉強したことを基に所属内で学習会を企画し，講師の役割を引き受けるという目標にすれば，知識の確認ができるし評価は可能になる。

もし，患者指導ができるようになりたいのであれば，「勉強したことを基に，今年中に何人の患者の指導を経験する」という目標になるようにアドバイスすれば，評価が可能になり，達成した時の喜びを体験し，指導力アップとやりがいにつながる。

個人の生涯教育として，「パソコンの操作をマスターする」「手話を習う」というような目標を挙げる人もいる。目標に挙げるのは自由であり，その目標が達成できるようにサポートをすることになるが，当看護部の場合は，それとは別に，先に述べた①と③に適合した目標も挙げることになる。個人目標と具体的実施計画の事例を**資料**10に提示するので参考にされたい。

2）グループで同じ目標にチャレンジ

グループを組んで数人が同じ目標にチャレンジしている人たちもいる。グループで取り組むことで，周囲の刺激を受け，周囲と歩調を合わせながら目標達成の成果を共有することができ，相乗効果で期待以上の成果を生み出している。これは個人目標を達成するためのグループであるから，メンバー全員がキャリアを発展させる個人目標を設定し，キャリアに合ったメンバーシップを発揮しなければならない。グループ活動をすることでお互いの達成度を評価し，サポートをする姿勢が養われ，成果実現行動に向けてのモチベーションが高まる。嚥下障害の経口摂取訓練に取り組んだグループは，平素の口腔ケアが経口摂取に大きく影響があることを学習し，口腔ケアのスキルを磨き，院内で「口腔ケア実践講座」を開くまでに成長している。腹臥位療法を病棟に取り入れたグループも「腹臥位療法実践講座」を開いている。

資料10　個人目標事例

目標事例1…A　卒後3年目

目標	具体的実施計画
1．チームメンバーとして役割を果たすことができる（時間配分を考えケアの時間を確保する）	①朝に自分の業務量を考えて仕事終了時間を設定する ②無駄な動きがないよう動線を短くする（日勤時無駄な動きの回数をチェックする） ③設定時間どおりに終了する
2．プリセプターとして役割を果たすことができる（プリセプティのチェック項目が80％以上○になる）	①1〜2ヵ月に1回，プリセプティに勉強会を開く ②チーム会でプリセプティの次の目標や現状，どうかかわってほしいのかを伝える（チーム会や詰所会の前にプリセプター同士が話し合う）

目標事例2…B　ルビー研修生（臨床経験5〜9年）

目標	具体的実施計画
1．腹臥位療法のリーダーとして病棟に腹臥位療法を定着させる 2．ケースレポートをまとめる	5月…資料集め。研修会に参加。ビデオ学習 6〜7月…8月の勉強会に向けてグループで話し合い資料作成 8月…病棟で勉強会（腹臥位療法とは。目的。合意を得る） 9月…実技の資料づくり 10月…腹臥位療法実技研修。方法。患者の選択 11〜12月…A・Bチームで各1名患者を選択し実施する

目標事例3…C　サファイア研修生（臨床経験10〜14年）

目標	具体的実施計画
1．嚥下障害の評価表を見直し，修正する 2．嚥下障害の間接訓練のマニュアルを作成し，1月の勉強会で自分が主体でスタッフに説明できる 　リラクゼーション 　アイスマッサージ 　舌の運動など	5〜6月…既存の嚥下障害の評価表を実際に使用し修正する 7月…嚥下障害について病棟全体の勉強会実施 8月…間接訓練のマニュアル作成 9〜11月…間接訓練を統一した主義で実施し評価する 1月…間接訓練の実技のついて病棟全体の勉強会メンバーで項目ごとに担当を決め講師になる 2月…間接訓練のマニュアルの最終評価

5．院内教育と目標管理をリンクさせる

　当看護部の現任教育は経験年数別にコースを設定し，看護師全員が入職してから定年退職するまで継続的に研修に参加することを義務づけている。特にベテラン看護師の「キャリア開発」として位置づけている研修名・対象者・研修のねらいは，「序章　どうして目標管理を行うのか，資料3　院内教育の概要」を参照されたい。

1）サファイア研修生の目標

　サファイア研修は，卒後10年から14年までの看護師が対象となっている。宝石のサファイアには「賢明と誠実」という意味がある。卒後10年目に入り，熟練した看護が提供できる時期でもあり，所属での立場を自覚し，ものの道理をわきまえて誠実に仕事に取り組んでほしいとの願いを込めている。研修のねらいは「個人目標の計画・実施を通して所属に貢献できる」であり，10年という節目にもう一度「目標による自己管理」の意味を再認識し，主体的な行動特性を期待している。集合研修では，個人の目標の達成過程を研修生同士が評価し合い，成果に結びつくキャリア開発を支援し合う内容にしている。平成14年度は集合研修を9月と3月の2回実施した。

　9月の研修では，教育担当次長の講話「サファイア研修生に期待すること」に続き，グループワークで「所属のケアの質を高めるためにサファイア研修生として何をなすべきか」についてディスカッションし，上半期の自己の実践を振り返り，後半の目標達成につなげる内容にしている。研修終了後にフォローも兼ねて課長による中間評価の面接を行い，意識の変化や今後の課題をレポート提出することを義務づけた。レポートをまとめることで概念化能力を養い，その決意を新たにし，決意を表明する機会にしている。

　3月の研修では，研修前に課長の最終面接を終え，各自が目標の達成状況と面接での課長のアドバイスも加味した自己評価を，所定のレポートにまとめて提出する。事前にそのレポートを研修生全員に配り，ほかの研修生のレポートを読んで，①どのような点が所属

に貢献できたか，②具体的実施計画は適切であったか，③ほかに考えられる具体策やアドバイスについて——など文書でのコメントを用意して研修に参加する。他者のレポートを読み，コメントを考える過程が，自己の新たな課題へのヒントを得るチャンスでもある。グループワークでお互いのコメントを伝え，他者からの評価や励ましを受けながら，自己の成長が実感でき，さらなる意欲につなげるのがねらいである。サファイア研修生の目標と具体的実施計画事例を**資料11**に，キャリア開発の効果が見られた目標管理シートの事例を**資料12**に提示する。また，サファイア研修での発表事例は**資料13**を参照していただきたい。

2）エメラルド研修生の目標

　エメラルド研修は卒後15年から19年までのベテラン看護師である。宝石のエメラルドには「過去と未来を知る」という意味がある。卒後15〜19年ということは，この後まだ20年は現役という未来がある。この人たちには，今までに積み上げてきた豊富な経験を価値あるものとして，自分の未来につなげてほしいと期待している。そして，エメラルドのような深みのある輝きを放ってほしいとの願いを込めている。

5年後の私

　エメラルド研修生は「5年後の私」というテーマに取り組んでいる。5年後にどのような看護師になっていたいのかという長期目標を立て，その目標を達成するために3年後にはどうなっていたいのか，そのために今年1年は何を目標にするのかということで，長期目標を視野に入れた個人目標管理をするのである。

　「WOCの認定資格を取る」という目標を挙げている人，「感染症では誰にも負けないようになる」という目標を挙げている人など，具体的に活動を開始している。今，専門看護師や認定看護師の教育が始まっている。そういうところで専門分野を極めたい人には，もちろん組織としての支援を惜しまないが，そこまでいかなくても，ある程度経験を積んだ人が，その経験を生かして何か一つ自分の強みを持つことを求めている。

　例えば，「褥瘡の処置は私に任せて」や「ストーマケアには自信があります」と言えるようになってほしいのである。「感染予防については私に任せて」や，「疼痛コントロールは私に聞いて」と言えるものを身に着けて，それを自分の強みにしてほしいのである。そうすることで，その人の存在価値は高まり，看護のレベルアップになり，何よりも自分の人生が充実すると思うからである。自分にその気があれば実現可能であり，それぐらいの気概がないと，医師やほかの専門職と肩を並べてチーム医療に加わることはできない。

第1章　目標管理の考え方とその実際

資料11　サファイア研修生　個人目標一覧表

対象者	目標（到達すべきゴール）	具体的実施計画（方法・いつ・何を・どうするか・工夫）
A	1．プリセプターの役割が果たせ，自己の成長につなげる	①プリセプターノートを作成し，チーム間で交換ノートとして活用する ②看護技術チェック票を使い，1週間に1回プリセプティと進行状況をチェックする。未経験のところは，プリセプティが積極的に行えるよう支援する ③プリセプティが日勤時，業務終了後にチームメンバーと共にミーティングをする
	2．心臓カテーテル検査について知識を深める	①検査，治療，目的，手技，合併症，留意点の学習をする ②院内・院外の研修に参加する（院外は最低年2回） ③同じ目標を挙げているスタッフとグループを組み，学習会を企画し，学習したことをほかのスタッフに伝達する
B	1．カンガルーケアを導入し，チーム全体が実施できるように支援する	①カンガルーケアの一連の援助に関するマニュアルを作成する。6月のチーム会までに作成し7月から実施する ②実施方法について統一を図るために実施場面の見学やシミュレーションを行う ③分娩後やベビー室でカンガルーケアを行った時，チェックする用紙を作る ④9月までにチームのメンバーが1度は実施か見学ができているようにする。必要があれば修正し10月のチーム会で説明する ⑤カンガルーケアの実際の場面について写真を残し，立ち会った看護師や助産師に反応を聞く
C	1．産科情報用紙を実用性のある使いやすいものに改善する	①5月中に産科情報用紙の改正案をつくり6月中頃までにスタッフの意見を聞く ②6月中に新産科情報用紙を作成し7月から使用する ③9月に使用後の意見を聞き評価・修正する
	2．マザークラス前期の改定を行い，指導案・資料を作成する	①5月：マザークラス妊婦さんへアンケート調査 ②9月：改定案作成（資料も含めて） ③10月から実施。1月評価
D	1．継続看護委員としての役割を果たし，継続看護が必要な患者のカンファレンスができるように働きかける	①委員会の取り組みを所属会やチーム会で報告する ②退院時地域医療室がかかわりを持った患者を外来で継続できるよう，地域医療室とカンファレンスを持つ ③外来受診時の情報を地域医療室にフィードバックする
	2．外来でDM教室が開催できるように知識を深める	①DMの疾患・看護について自己学習する ②DMグループで勉強会を行う ③医師，薬剤師，栄養士，リハビリと連携をとり，DM教室の準備をする
E	1．スタッフに消化器特殊検査の介助について指導できる	①7月までに「消化器内視鏡検査看護」を読む ②8月中に文献をまとめ，疑問点は医師に質問し，指導用の資料を作成する ③9月上旬に1回目の学習会を実施する

資料12　サファイア研修生　自己目標管理シート

所属　〇〇病棟	氏名　藤田紀美子
<目標>（達成すべきゴール）	<具体的実施計画>（方法・いつ・何を・どうするのか・工夫）
1．事故防止委員として，スタッフの事故防止に対する意識が高まるように働きかけ，その結果，事故が減る	1．毎月詰所会でディスカッションする 　事前に課長・主任とテーマやポイントを話し合う 　討議した内容や取り決めをファイルする 　急ぎを要する事故報告については，昼のカンファレンスで話し合う場をつくる
2．適切な褥瘡マネジメントができるようになる。またチームで共に勉強し，チーム員全員で褥瘡ケアができるようになる	2．前年度学習した褥瘡の院内講義の復習をし，院外の研修にも参加し，最新の知識を得る 　病棟内で勉強会を持つ。褥瘡の基礎知識・アセスメント・ケアプランについて1年に3回行う

中間自己評価　9月25日　5　④　3　2　1	課長評価　10月13日　5　④　3　2　1
<達成状況> 　1については，事故報告書は減っていないので達成できていない。討議する内容のディスカッションは，最初の2ヵ月はできた 　2については，計画どおり勉強会ができている。院外の研修会にも参加できた	1．事故報告書へのコメント，詰所会でのアピールなど，積極的な働きかけができています。報告書の提出が増えて，各自が読むだけでは印象が薄くなっています。今後の対策を主任と共に検討しましょう 2．スキンケアが病棟に浸透してきましたね。藤田さんの努力とサファイア研修，褥瘡グループの活動の成果です

最終自己評価　2月8日　5　④　3　2　1	課長評価　2月13日　5　④　3　2　1
<達成状況> 　1については，事故を減らすには，基準や決め事を守ることが個人の意識の向上に大事だということが，皆に浸透したと思う 　2については，自分自身積極的に研修に参加したし，実践の場面でも，常に褥瘡に興味を持ってかかわれたし，実践に生かせたと思っている。スタッフにも浸透し，1年前と比較すると，かなりの変化がみられるようになったと思う	1．事故防止では，対策の浸透・意識づけを，資料をつくったりして推し進めてくれました。この活動を通して，藤田さんのリーダーシップも力がつきました。来年度は，チームだけではなく，病棟全体にリーダーシップを発揮してもらえると期待しています 2．スキンケアも病棟に広がってきました。来年度もさらにレベルアップできるように頑張ってください

<自己の新たな課題>
　褥瘡の予防・ケアについては今後もスタッフに啓蒙していくことと，在宅に向けての処置・予防・ケアがわかるようなパンフレットを作成し，退院指導に役立てたい

評価　　5　できた　　4　だいたいできた　　3　半分できた　　2　あまりできなかった　　1　できなかった

資料13　サファイア研修生　発表事例

サファイア研修生実践報告　　　　　　　　　　　平成15年3月　○○病棟　水川昭美

　今年は、「呼吸介助法が病棟の看護実践に取り入れられ定着できる」を目標にして取り組んできました。目標を設定する時点の4月には、スタッフは呼吸介助法の有効性と必要性は理解していましたが、継続して実践できていませんでした。継続できないのはなぜかを知るためにアンケートをとったところ、次のことが明らかになりました。①実際に患者にうまく実施できるか手技に不安がある、②看護実践に取り入れるための方法や時間設定など具体的な指示がない——この結果を踏まえて、具体的実施計画は以下のようにしました。

　　5月：新人看護師・新しく配属になった看護師を対象に呼吸介助法の勉強会を持つ
　　6月：呼吸介助法のマニュアルと評価表をつくる
　　7月：各チーム1人ずつ患者を決めて呼吸介助法を行う
　　8月：実施状況を把握するためのアンケート調査
　　9〜10月：アンケートを基に再検討
　　11月：適宜呼吸介助法の勉強会
　　12月：最終評価

　11月に行ったアンケートでは、スタッフ全員が呼吸介助法を患者に実施できていました。最初の頃は、実施する人はする、しない人はしないという状況で、呼吸介助法の必要な患者の看護計画にも入っていないことがありました。看護実践に取り入れやすいように看護計画をつくり、患者や家族に統一した説明ができるように説明用紙を作ったりしたことで、少しずつ継続できるようになりました。また、今回、マニュアルを使用した人は半数以上おり、使用してよかったとの意見もあり、今後も使用していきたいと思います。評価表については、項目が多い、使いにくいなどの意見があり、今後改善していく予定です。
　患者に「呼吸介助法を実施して不安に思うことがあったか」では、〈はい〉が85％、〈いいえ〉が15％でした。患者に実施してみて「極端に痰が出たということはないが呼吸は楽になっている」「手で触ってみて痰がたまっていることがわかった」など、手応えを感じた人もいましたが、「力の入れ方がわからない」「患者との呼吸のタイミングが合わない」など、手技についての不安もありました。これは、効果がすぐ表れない患者や、呼吸パターンの浅い患者に実践して、あらためて手技の難しさを実感したためと考えます。
　「呼吸介助法が看護実践に取り入れられ定着したと思うか」の質問に、70％の人が〈昨年より定着した〉と答えています。今年の取り組みで患者に実施できたことでは、スタッフの意識が高まり、効果を実感した人もおり、一歩進んだと考えます。しかし、病棟の看護実践として定着するまでには至っていません。技術の習得には、経験の積み重ねと努力が必要であり、結果は継続することで得られると思います。
　定着させるためには、個人の知識と技術を磨くことと、○○病棟における設定基準を決め、継続できる環境をつくることが必要です。以上のことから、①対象となる患者の設定や時間設定の基準を決める、②定期的に勉強会を持つ、③新人や異動者に対してオリエンテーションに組み入れて啓蒙していく——の3つの課題が残されました。今後、さらにこれらに取り組み、定着させたいと思っています。

資料13の続き

サファイア研修生実践報告　　　　　　　　　　　平成15年3月　　○○病棟　佐藤直美

　私の今年度の個人目標は,「フィジカルアセスメントの基本的な知識・技術を身に着け看護実践に生かすことができる」でした。目標を達成するための具体的実施計画は以下のとおりです。

- フィジカルアセスメントの研修に参加,知識・技術を習得する
- 研修前の事前学習として本を読みポイントを押さえ理解する
- 研修後の再学習として,各ポイントを整理し,勉強会開催のための資料をつくる
- 病棟内での勉強会を企画・実施する
- 日々の看護の中で実践していく

　実際の取り組みの内容と結果は,5,6,7月に実施されたフィジカルアセスメントの3回の研修に参加できました。研修前の事前学習,研修後の再学習が実施できました。3回目の,胸部・腹部のまとめの研修の前には,2人でお互いに患者・看護師役となり,デモンストレーションで今までの振り返りをしてから研修に参加しました。研修前の事前学習をしたことで,研修内容がより理解しやすく,自信を持って研修に参加することができました。
　また,研修で学んだことを基に,病棟内での勉強会もできました。資料づくりやポイントの整理,進め方についても,事前に2人で検討し,レジュメを作り,勉強会をスムーズに進めることができました。
　胸部の勉強会では,ほかのスタッフにも協力してもらい,何台かのパソコンを用いて実際の方法の振り返りや,音を再確認しながら進めることで,より理解しやすかったのではないかと思います。
　幸い,私たちが受けた研修は,胸部・腹部に3時間ほどかけ,ゆっくり何度も指導を受けることができました。しかし病棟内で私たちが行った勉強会は,スケジュールや時間の都合上,十分な時間がとれなかったことから,スタッフ全員に,同じレベルまで伝達することは難しいことを痛感しました。
　評価方法として,勉強会実施後,参加スタッフに講義内容・方法についてのアンケートをとる予定でしたが,準備不足でアンケートをとることができませんでした。しかし,勉強会をしたことで,私自身再学習することができました。今後も,胸部・腹部だけではなく,ほかの部位も自己学習を深め,看護実践に生かせるように頑張ろうと思っています。

　当看護部では,自分の強みをつくった人が講師になり,口腔ケア,疼痛コントロール,呼吸管理,ストーマケア,腹臥位療法などの実践講座をシリーズで開けるようになった。「教育は『共育』である。教える人も教えられる人も共に育つ場にする」というのが当看護部の教育方針である。実践講座を企画する過程,準備する過程,実践する過程で,一人ひとりがたくましく育っていることをうれしく思っている。エメラルド研修生の目標と具体的実施計画を**資料14**に提示する。また,エメラルド研修での発表事例は**資料15**を参照していただきたい。

第1章　目標管理の考え方とその実際

資料14　エメラルド研修生　個人目標一覧表

対象者	目標（到達すべきゴール）	具体的実施計画（方法・いつ・何を・どうするか・工夫）
A	1．呼吸療法の知識を深め，実施でき，患者の効果が評価できる	①『呼吸器ケア』を購読し，知識を深める ②10月までに対症療法の呼吸療法についての話し合いを医師と理学療法士と持ち，マニュアルを作成する ③呼吸療法認定士の認定が受けられる ④昨年作成した計画書を見直し，患者に実施する ⑤効果の評価ができ，まとめることができる 評価　・対症療法呼吸療法の手順が作成できる 　　　・実施した症例の効果と改善点をまとめることができる
B	1．福祉住環境コーディネーター2級に合格し，退院後の自宅の環境面など，地域医療室と協力してかかわる	①6月29日の3回目の検定試験を受ける ②5月からケースカンファレンスに積極的に参加する。Aチームのカンファレンスには休みでも参加する ③継続看護が必要な人に継続看護チェックリストを活用する。ケースカンファレンス後に退院計画が立案できるように声かけをする
	2．事故防止と患者の視点で病棟の業務改善をする（事故報告書の転倒・転落が昨年より減る）	①4月の所属会で業務改善の必要性を説明しアンケートの協力依頼をする ②5月のリーダー会・所属会でアンケート結果を報告する ③6月チーム会・所属会でリーダー業務の見直しをする ④前半：医師・薬剤師との間で業務を調整する ⑤後半：助手業務の見直し（ケアを中心に） ⑥業務改善について中間と最終に進行状況を評価する ⑦転倒・転落アセスメントスコアーシートによるアセスメントが入院時にできて，危険度2～3の人には計画があるのか6・9・2月に1日ずつデータをとる ⑧入院時の環境整備は，スタッフ全員がADLの状況を確認して必要物品を揃えることができるように声かけをする（尿器・ポータブルトイレ・ベッド柵・センサーマットなど）
C	1．褥瘡対策の啓蒙 　1）褥瘡の知識について自己啓発 　2）スタッフへの啓蒙	①褥瘡学会，研修に参加する ②雑誌で新しい知識を得る ③スタッフが使いやすいように褥瘡ケアの物品を整理する ④スタッフに対して，アセスメントやケアの助言ができる
	2．アサーティブな自己表現方法を習得し，職場のコミュニケーションに活用できる	①アサーショントレーニングの研修に参加する ②職場でアサーティブでないと思われる場面や問題と感じる場面は，話し合いができる。また，自分自身の場合は振り返ることができる
D	1．記録委員会の目標である「POSの記録ができるよう推進する」を確実に行う	①委員会で決定した「看護記録ガイドライン」を勉強する ②POSに基づいて記録ができているかをチェックし，所属内で勉強会を企画・実施する 毎月の所属会で時間を設けてもらい，記録の改善点や記録委員会で決定したこと，自分が学んだことを伝える

資料15　エメラルド研修生　発表事例

エメラルド研修生実践報告
キャリアプランの経過について　　　　　　　　　　平成14年10月　○○病棟　都留美恵子

　私は、エメラルド研修を受講し、自分のキャリアプランについて考えてみました。今、看護協会の地域看護推進委員をしていることや、院内で子育て支援としてピアサポートをしていることから、地域看護活動の推進を図ることに主眼をおいてきました。まず、地域での活動として、入浴ボランティアをしているのですが、介護支援サービスについて質問を受けることが多く、日々の看護の中でも介護支援についての知識を得ておくことが必要と考えました。そこで、1年後の目標として、「介護支援について知識を深め、患者を生活者としてとらえた看護ができる」としました。具体策は以下のとおりです。

①介護保険制度、介護サービス論、高齢者介護論、高齢者支援論について知識を得る
②地域看護の研修会に定期的に参加する
③介護支援専門員の資格を取る
④継続看護が必要なケースにおいて、介護支援について説明し、地域医療室と連携する

　経過としては、研修に参加でき、介護支援専門員の資格を取得できました。地域医療室との連携については、小児科・産婦人科が中心の病棟なので、継続看護が必要なケースはありませんでしたが、要介護度や自己負担について質問を受けることがあり、知り得た知識を役立てることができました。
　次に、2～3年後の目標としては、子育て支援活動として平成11年から院内でピアサポート（おしゃべりの会）を始めています。その中で育児に役立つ情報を提供し、会の充実を図ることとしました。この会は、支え合える仲間づくりと、楽しみながら子育てができることを目的としていますが、おしゃべりだけに終わってはもったいないので、育児情報の提供を考えました。具体策は以下のとおりです。

①おしゃべりの会で小児科医の協力を得て、救急時の処置について講演をしてもらう
②ベビーマッサージの実施
③お母さま方の会に対する要望についてアンケート調査実施
④要望に応じた会の内容検討・実施

　小児科医師による講演は、小児科医師の協力を得て、平成14年6月に、消防署から人形を借用し、実技を交えて実施できました。お母さま方も積極的に参加され、良い評価を得ることができました。ベビーマッサージについては、その効果について説明し、希望者に毎回実施しています。会に対する要望についてのアンケートでは、予防注射、トイレトレーニング、手遊び、病気の時の対応などの希望がありましたので、今後会の中で取り入れていきたいと思っています。地域看護は、高齢者ばかりに目を向けるのではなく、少子化対策として、子育て支援を通して地域母子保健活動を推進し、看護の社会化を目指して努力していきたいと思っています。

資料15の続き

> **キャリアプランの実践報告**　　　　　　　　　平成14年10月　○○病棟　今村弘子
>
> 　平成13年2月に，私のキャリアプランと今後の計画を報告し，あれから1年8ヵ月が過ぎました。この期間の目標の取り組みについて報告します。私のキャリアプランは以下の2つです。
>
> ①退院後の在宅療養患者さまの生活指導ができるよう，知識を得ることができ実践できる
> ・臨床で現状問題を把握する
> ・訪問看護とケアマネジメントのテキストの内容を復習し，知識を整理する
> ・地域医療に関する研修に参加する
> ②自分の看護観が表現できるように，文章の書き方を学ぶ
>
> 　①については，現状問題を把握するために，入院時より継続看護チェックリストに基づいて，患者さまとその家族の介護力など，必要な情報が得られているか，また，地域医療室への連絡やサマリーの記入などが適切に行われているかについて，状況をケースごとに把握できるようにしました。また，在宅療養患者さまに対してのケア技術の中で，自分の弱い点を一つひとつ深めていこうと考えています。今年度より日常の臨床で遭遇しやすい，摂食障害，嚥下障害リハビリテーション，褥瘡ケアの具体的な技術について学ぶ予定です。
> 　訪問看護とケアマネジメントのテキストによる学習では，在宅療養者の医学的管理と指導・在宅療養者のADL障害への支援・訪問看護と介護保険法について学びます。また，テキストによる学習に限らず，地域の広報にも目を向けていこうと考えています。社会福祉協議会の保健・福祉・医療の制度・サービス案内のパンフレットや，ほかの在宅福祉サービスなどの情報にも目を向け，必要な人に情報提供をしていきたいと考えています。
> 　平成13年度にケアマネジャーの資格を得ていることで，退院後介護が必要であったり，日常生活に手助けが必要な患者さまに，介護保険制度や利用法について説明したり，地域医療室への連携などの対応をしています。在宅医療が必要な患者さまがスムーズに退院でき，適切な継続看護が受けられるように，スタッフにも必要な情報を提供し，コーディネートしていきたいと考えています。
> 　②については，NHK学園の文章教室のテキストを参考に，文章の基本から学んでいます。800字程度の原稿を提出し見直しをしている段階ですが，自分の考えを文字で綴ることはやはり難しいと感じます。しかし，文章を書くことは，自分を確かめ，見直し，さらに新しい自分を見出すステップにつながっていると考え，引き続き学んでいこうと考えています。

資料15の続き

私のキャリアプラン　　　　　　　　　　　　　平成14年10月　　○○病棟　宮本知恵美

　私のキャリアプランは以前にも報告していますが，スキンケアの知識・技術を磨き看護実践に生かすことです。

１．ストーマケアについて
　病棟ではストーマケアの勉強会の実施や，ストーマ造設患者のケアに携わり，ケアの基本的な知識や方法のアドバイスを行ってきました。私自身がわからないことは調べたり，ETに相談したりしながら，新しく得た知識は病棟のスタッフに伝えて共有し，皆が同じレベルでケアができることを目的に進めてきました。ストーマの勉強は，ストーマを見て実践することが第一と考えています。その中で私が一番力を入れてきたのがストーマ外来です。ストーマ外来で支援をしていただいているETから受けた刺激は大きかったし，少しでも近づきたいという思いはいつも持っていました。平成13年ETに代わって私に指導するようにいわれて1年半が過ぎました。ETが横におられる中で「私が指導なんて……」という思いもありましたが，チャンスでもあると思い，ドキドキする気持ちを抑えてやってみることにしました。実際やってみると，自分が指導することの責任の重さ，この方法でトラブルがさらに悪化したらどうしようという不安など，緊張の連続でした。逆に私がやった方法でトラブルが解決し，患者さまに喜んでもらえ，少しでも患者さまのQOLが高まった時の感動もあり，そんな経験をしながら，今ではなんとか指導することの喜びも感じるようになりました。自分でも知識・技術がアップしてきたと感じています。しかし，この貴重なストーマ外来の体験を私一人が続けていくわけにはいきません。次の後輩を育てることも私の責任であり，この9月からほかの人に交代をお願いすることにしました。当院のストーマ外来は，○○病棟の病棟看護師が日勤の時間帯に外来に出向いて行っているため，同じ時間帯に2人の看護師が病棟を離れるわけにはいかないのです。私個人としては，この貴重な体験の場を引いてしまうことはしたくなかったので，今は休日や夜勤の自分の空いた時間を使って参加させてもらっています。

２．褥瘡ケアについて
　平成14年9月に院内に褥瘡ケア委員会ができ，そのメンバーとして参加させてもらっています。これまで院内で褥瘡ケアの勉強会を実施して，多くの人に参加してもらい院内で広めてきましたが，この委員会ができてさらに褥瘡ケアが充実するだろうと期待しています。委員会の活動内容はまだきちんと決まっていませんが，これまで勉強してきたことを情報として提供し，さらに良いものを求める基礎づくりに役立てたらと思っています。チーム医療として看護師の力も大いに発揮できるところだと思い，私としては看護師が第一線に立ち，委員会のけん引役になりたいと思っています。そんな立場で意見がいえるようさらに学びを深めたいと思っています。私のキャリアプランの目標は，WOCにチャレンジ，またはスペシャリストになることです。いろいろな状況を考えるとなかなか難しいことであり，達成は困難ですが，スペシャリストを目標に，レベルアップしていきたいと思っています。

3）ダイヤモンド研修生の目標

　ダイヤモンド研修は卒後20年以上で役職についていない看護師と准看護師である。人間はダイヤモンドの原石のように磨けば光る素晴らしい素質があるといわれている。この人たちには豊かな経験を生かして，今までに染み付いた余分なしがらみは取り去って，自分で磨きをかけ，ひと味違った輝きをしてほしいと期待している。以前は准看護師の研修は別にプログラムを組んでいたが，20年以上の経験は価値あるものとして，看護師と准看護師が同じ土俵で学ぶことにしている。この方法は，経験豊かな准看護師のやりがい支援には期待以上の効果があった。

　ダイヤモンド研修生は効果的な目標管理をするために，毎年個人目標の発表会をしている。4月にこの1年どのようなことに取り組もうとしているのかを発表し，3月には1年間の成果の発表会を行っている。この人たちは今まで文章をまとめたり人前で発表したりした経験がなかったので，発表会が大変なプレッシャーだったようであるが，課長や主任からアドバイスをもらいながら，発表原稿を作り上げ生き生きと発表している。目標に取り組んだことと，それをまとめて発表する過程でたくさんのことを学び，周囲に支えられて今の自分があることも実感している。ダイヤモンド研修生の目標と具体的実施計画を**資料16**に，ダイヤモンド研修生の自己目標管理シート事例を**資料17**に提示する。また，ダイヤモンド研修での発表事例は**資料18**を参照していただきたい。

資料16　ダイヤモンド研修生（経験20年以上）　個人目標一覧表

対象者	目標（到達すべきゴール）	具体的実施計画（方法・いつ・何を・どうするか・工夫）
A	1．病棟目標達成に向けてチーム員全員が意欲的に取り組むことができ，目標が達成できるようリーダーシップが発揮できる	①患者と看護計画の共有をチーム員全員が，前期1例，後期1例以上実施できるようにする。まず自分が実践し評価する。次に共有化が可能な症例を選択してメンバーに伝える。チーム会で意見を交換し，皆が意欲的に取り組めるようサポートする
	2．継続看護の充実が図れるようサポートすることができる	①継続看護の必要な患者さまのカンファレンスを月1回持つ。退院に向けての看護計画が，患者さまの意見を融合でき，追加修正することができる
B	1．ストーマケアの充実のために指導的立場でかかわる	①定期のストーマ外来以外に，必要に応じてストーマケアの指導を行い，継続看護を通してケアの自立を支援する ②前年度に継続して，病棟での勉強会を年3回行う
C	1．緩和ケア委員としての役割を果たす。伝達・説明を行い，絶えず自分を磨く努力をする	①7月までに，病棟で，緩和ケアに必要な「告知」についての学習会を行い，スタッフの知識を深める努力をする ②今年度末までに，症例を1例まとめ，病棟で発表し，症例を検討する
D	1．レジュメを使用しわかりやすいDM講義ができる（食事・運動・日常生活について）	①前半に現在のレジュメを使用し各講義を実施する ②手直しをする ③後半に改善したレジュメで各講義を実施する ④2月に所属会またチーム会で発表する
	2．がん看護学を学び，がん患者の援助に生かせる（がんの一般知識が持て，がん患者とのコミュニケーションに生かせる）	①前半にがんの一般概念・治療法について知識が持てる ②後半に勉強会を開催する ③後半に肝がんとその治療法の知識が持てる ④年3回以上研修会に参加する ⑤ターミナル患者を受け持ち，コミュニケーションの時間をとる
E	1．腹臥位療法をテーマに研究計画書を作成し，グループで発表できる	①5月：研究計画書について講義を受ける ②6月：研究計画書提出（動機・目的を明確に） ③8月：コメントを基にグループで再検討する ④9月：研究計画書再提出 ⑤10月：講師より直接指導を受ける
F	1．褥瘡委員会の活動を啓蒙する。褥瘡対策や褥瘡に関する診療計画書を作成する際の指導や助言ができる	①褥瘡に関する診療計画書が対象者に漏れなく作成できるようにチェックする。スタッフを指導し，褥瘡の発生率が抑えられる ②「褥瘡対策の指針」を基に勉強会を行う ③褥瘡に関する資料をファイルする
G	1．摂食嚥下障害患者の経口摂取に向けて適切な援助ができる	①6月：口腔ケアを共に学ぶグループをつくる ②8月：「嚥下リハビリテーションとその根拠。口腔ケアの実際」の研修に参加する ③12月：所属で口腔ケアの実技の勉強会を実施する
	2．ダイヤモンド研修生として所属に貢献できる（ケア表の導入）	①4月：ケア表の立案・作成　5月：ケア表の使用 ②6月：使用しての評価，修正，使用 　2月：再評価，修正

資料17　ダイヤモンド研修生　自己目標管理シート

所属　〇〇病棟	氏名　小舟千里
<目標>（達成すべきゴール）	<具体的実施計画>（方法・いつ・何を・どうするのか・工夫）
1．腹臥位療法を学び看護実践に生かす	5月　　　　資料収集 6〜7月　　資料作成（理論） 8月　　　　病棟勉強会（理論） 9月　　　　実技の資料作成 10月　　　病棟勉強会（実技） 11月　　　腹臥位療法対象の患者さまを受け持つ 12〜2月　受け持ち患者さまの症例（経過）をまとめる 1月　　　　評価 1月中　　　スタッフの意識調査アンケート作成 2月　　　　アンケートまとめ

中間自己評価　10月1日　5　4○3　2　1	課長評価　10月29日　5　④　3　2　1
<達成状況> 　5月から8月までの計画は，腹臥位療法グループと協力できました。9月の実技の資料作成はまだできていませんが，K病院への訪問見学と，部長のお話でやる気とパワーをいただき，下半期も頑張って取り組みたいと思っています	腹臥位療法グループでの計画は，上半期順調に経過していると思います。下半期に向けては実際に導入することになりますが，計画の修正が必要だと思います。症例については，下半期，患者さまとのかかわりの中で，ケースを1事例でもまとめることで振り返ることができるので，ぜひ頑張ってください

最終自己評価　1月30日　5　4　③　2　1	課長評価　2月7日　5　④　3　2　1
<達成状況> 　10月からの勉強会，実技も行え，受け持ち患者さまの座位による腹臥位も，Bチームメンバーの協力により，11月から毎日，事故もなく取り組むことができました。評価は，開始後1回のみで，経過のまとめができていません	腹臥位療法グループの勉強会の計画・実施で，スタッフへの働きかけができたことは，今後の実践に向けての方向付けになりました。自分の看護への思いを患者さまを通して実践でき，その効果を感じることができたことは本当によかったと思います。今後，事例をまとめることで，実践の振り返りができますので，機会を逃さず，ぜひ実践されることを期待します

<自己の新たな課題>
引き続き腹臥位療法に取り組んでいきたいと思っています

評価　　5　できた　　4　だいたいできた　　3　半分できた　　2　あまりできなかった　　1　できなかった

資料18　ダイヤモンド研修生　発表事例

ダイヤモンド研修生の実践報告　　　　　　　　　　平成14年12月　○○病棟　藤田良子

　4年前、ダイヤモンド研修が発足して、ダイヤモンド研修に参加するようになりました。当初は「ダイヤモンド」というネーミングに慣れませんでした。背中に重石を背負わされた感じで、「ダイヤモンドなんて言わないでほしい」と口にしてしまいたい時もありました。

　外来から○○病棟に異動になったばかりで、仕事やスタッフに不慣れな状況の中、医療事故は絶対起こせませんし、看護計画は患者さんと共に立てなければならず、その上、ダイヤモンドの課題をいただき、目の前真っ暗闇のスタートだったことを思い出します。

　まず、1ヵ月やってみてそれから考えようと決めました。1ヵ月が過ぎるともう少しやってみようと思うようになり、2ヵ月、3ヵ月と、徐々に目標を延ばして取り組んできました。1日1日は長いものでしたが、振り返ってみれば1年は短く、4年の道のりができました。

　私は、患者さんと共に看護計画を立てることに取り組んできました。これも、初めは四苦八苦でうまくいきませんでした。最初は1例ずつやっていき、患者さんと共に立てた看護計画を、患者さんに手渡して患者さんの反応を見たり評価をもらったりしながらやってきました。

　患者さんに渡す看護計画は、文字だけでは馴染んでもらえないのではないかと思い、絵やイラスト入りのオリジナルな計画書が作れるようになりました。常に患者さんにとって何が必要かを考え、優先順位も患者さんと共に考え、今では、私が受け持った患者さんには全員に手渡すことができています。患者さんからも喜んでいただき、課長や職場の仲間からも「准看護師のあなたが一生懸命やっているのを見て、ほかの看護師も皆頑張るようになったよ」といううれしい評価をいただくようになりました。ここまでできたのは、ダイヤモンド研修のお陰だと思います。

　意識を持って行動すれば、結果はおのずとついてくる。やる気があれば物事は成し遂げられるということを悟らされました。

　以前一緒に働いた看護師に、「最近生き生きしているね」と言われることがあります。私自身、以前と考え方や心がけ、患者さんを看る目や看護への情熱は変わっていないつもりです。少なくとも他人からそのように言われるほどの何かが私の中にあるとしたら、それは、ダイヤモンド研修を受けていることの成果でしょう。4年間とにかく無我夢中で、職場の仲間やダイヤモンド研修生に支えられ、励まされながらやってきました。目標を同じにする仲間が周囲にたくさんいます。今は、このような環境の中にいることに感謝したいです。

第1章　目標管理の考え方とその実際

資料18の続き

ダイヤモンド研修生の実践報告　　　　　　　　　平成14年12月　○○病棟　松下知子

　あこがれの宝石，ダイヤモンドという名の研修を受け始めて4年を迎えようとしています。看護暦20年以上という超ベテラン集団を対象に，永遠の輝きを放つダイヤモンドのように磨きをかける意味での研修です。果たしてその目的に，私個人として成長することができたかどうか，今ここで4年間の研修を振り返ることにします。

研修の内容：研修の内容は多岐にわたっていました。何と言っても一番印象に残っているのは看護部長の講話です。「あなたたちは20年以上の経験のあるベテラン看護師です。ベテランであるということは，年数だけではなく中身を伴ったものでなければいけません」という内容の話を聞いた時，「そこまで要求されるのか」という気持ちでいっぱいになったのを覚えています。研修のたびにレポート提出を求められ，不慣れなため四苦八苦しながら取り組みました。今考えれば，それらはすべてベテラン看護師としての当然のあり方を求められたものでした。何かのおりにはそれをひしひしと感じます。

　○○病棟に勤務異動をした時もそうでした。例えば，病気に対しての知識のなさです。患者さんから質問を受けても答えられないことが多くありました。一般的な病気，糖尿病や肝炎に対してさえ，正しい知識を持ち合わせていなかったことを思い知らされました。「私は来たばかりで，新人です」は，患者さんからすればいいわけに過ぎません。そんなことが通用するはずもないのです。まして外見はどう見てもベテラン看護師です。医学は日進月歩しているといわれ続けてきました。それに合わせたベテラン看護師としての学びの必要性を今ひしひしと感じています。

目標の成果の発表会：ダイヤモンド研修生は，毎年目標の成果の発表会があります。1年間の目標を設定し，具体的で実践可能な行動計画を立て，目標達成のために1年間頑張るのです。同じ病院のダイヤモンド研修の仲間が実践していることの発表を聞き，正直素晴らしいと思いました。自分の目標の低さも感じ，同じ仲間でこれだけのことがやれるのだと感心し，とても良い刺激を受けると同時に，多くの仲間に励まされました。

　私は，最初は「ストーマケアの技術を習得し実践に生かす」ことを目標に取り組んできました。今回内科病棟に異動になり，「DM教室でわかりやすい講義ができる」と「がん看護学を学び，がん患者のケアに生かす」という新しい目標にチャレンジしています。

　院外講師の2人の講演に対しては，感想は以前に報告したので省略しますが，勤務時間内であれだけ素晴らしい内容の話が聞けたのは，正直，ダイヤモンド研修のお陰だと感謝しています。また，研修の中でのグループ討議は，ダイヤモンド研修生同士の連帯感を強め，励まし合いになりました。

自己は成長したか：ざっと振り返って，以下の3点が習得できたと実感しています。①専門職としての責任を自覚することができた，②勉強していく姿勢の大切さを感じ少しずつ実行できている，③時間はかかってもやればできるという自信が持てた。

今後の課題：今までは与えられた研修であり，義務感が大きなウエイトを占めていたように思います。それをいかに自主的に継続していくかが今後の課題です。

4）看護課長の目標

　課長がどんな目標を挙げていたのかをみることにする。平成13年の4月に課長が提出した目標と具体的実施計画の一部を**資料19**に提示する。この時点では，課長の目標もスタッフのお手本といえるものではなかった。課長が自分で確実に目標が挙げられなければ，スタッフの目標が適切かどうかに気づくこともできないしアドバイスもできない。

　この目標のどこが問題なのかを見る前に，もう一つ説明をしておくことがある。**資料19**のBの目標の1に「患者を大切にしているという項目が90％以上になる」というものがある。なぜ，このような目標が挙がっているかであるが，当看護部では，毎年2月に課長の管理の癖を客観的に見るためのアンケート調査を実施している。アンケートの設問は**資料20**のとおりである。

　これは，スタッフが課長の管理の有り様を評価するシステムである。課長だけではなく，主任も，看護部次長も，看護部長も，看護管理者全員が同じ内容のアンケートで，部下の評価を受けている。読者の病院で，今このアンケートをされたらどのような答えが返ってくるであろうか。

　スタッフは，正直というか，冷たいというか，管理者に対しては非常に厳しい評価をくだす。7～8年前，初めてこのアンケートを取った時は，課長や主任から大きなブーイングが起こった。「一生懸命しているのにこういう評価をされるとは心外だ」と怒ったり，「やっていく自信がない」と落ち込んだ人が何人もいた。私が「このような内容のアンケートを取りたい」と提案した時は，特に反対の声も聞かなかったのである。自分にはもっと良い評価が返ってくると思っていたようであるが，実際に自分が思っていたより悪い評価を突きつけられると，それが受け入れられなかったようで，大きなブーイングになった。

　人は，大体にして自己評価は他者評価の2割増しだといわれている。他人の評価の方が2割低いということである。自分では100点と思っても他人が見ると80点ということである。自分では「まあまあそこそこできているかな？」なんてのん気に考えていると，スタッフは50点以下にしか評価してくれない。

　リーダーは，「自分が人にどう見られているか」ということにもっと真剣になるべきである。人は他人を見る目は確かである。例えば，「あの課長は人当たりも良いし患者を大切にする人」といわれる人は，大抵の人がそのように見ている。逆に「あの人は口ばっかりで行動が伴わない」「すぐ感情的になる人」というマイナスの評価も，大抵の人が一致する。ということは，人が他人を見る目は確かだということである。私が他人を見る目が確かだということは，他人が私を見る目も確かだと考えて間違いない。

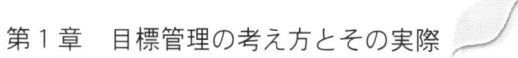

第1章　目標管理の考え方とその実際

資料19　看護課長　個人目標一覧表　　　　　　　　　　　　　　　　　　　　　　　　　　　　　平成13年度

対象者	目標（到達すべきゴール）	具体的実施計画（方法・いつ・何を・どうするか・工夫）
A	1．スタッフとコミュニケーションを図る 2．経済性について問題意識を持つ	①○○の看護婦（看護師）としてレベルアップできるよう学習会の参加を促す ②決められたことは守るように指導する
B	1．「患者さまを大切にしている」という項目が90％以上になる	①患者さまに対する言動に気をつける。患者さまにとって何が良いことなのか，何を望まれているのかを視点に発言する ②毎日ベッドサイドに行き，言葉をかけコミュニケーションを図る ③①で気づいたことがあれば医師や看護師にフィードバックする
	2．「婦長から無理な圧力を感じる時がある」という項目が80％以上になる	①病院・看護部の方針，経営状況を毎月詰所会で話をする ②スタッフと話をする機会をつくる ③スタッフの意見希望に耳を傾ける。そのとおりに実施できなくても「その思いはわかる」ということが伝わるように話を聞き，自分の思いを伝える
C	1．「時間を効率よく使うようにいいますか」を1．2合わせて60％以上とする	①1ヵ月の超過勤務でベスト3人は年3回面接時に理由を聞く ②前日の超過勤務で1.5時間以上の人にはフィードバックし理由を聞く
	2．「ルールに従うことをやかましくいいますか」を1．2合わせて60％以上とする	①提出物（病棟内も含む）の期限を守る。守れない人には必ず声かけをする。1～2日前にも声かけをする ②CS委員会で決められている身だしなみについては守れていなければその場で声かけをする
D	1．スタッフが職場のルールを守ることができるようにする	①自己目標管理シートにある情意目標の規律性の6項目についての指導に重点をおく ②それぞれのスタッフができているかを目標面接で評価する
	2．スタッフが時間を効率よく使えるように指導する 3．1．2が達成できたかどうかは次回の課長アンケートで評価する	①病棟目標でもあるので病棟目標が達成できるようにサポートしていく
E	1．スタッフが公平であると感じられる管理ができる ＊2月にアンケートにて評価する	①詰所会や機会を見て公平運営において心がけている点を言葉に出して伝えていく ②面接時，どんな所が不公平と感じるのかを確認する ③②に挙がった項目に対する対応策を考える ④スタッフの思いを十分聞ける場をつくる
	2．アサーティブな対応ができる	①一方的にこちらの意見を伝えるのではなく，相手の考えを確認してから伝える ②1日1回はスタッフの良いところを見つけ言葉に出して伝えていく
F	1．スタッフ一人ひとりの良いところを能力として認めていることを伝えることができる ＊アンケートで80％以上が，能力を認めてもらっていると回答があれば目標達成100％とする	①日常業務の中で機会をとらえ，良かったと感じたことをフィードバックしていく ②面接時にも個人の能力を伝える ③主任やスタッフたちからも情報収集し，個人の良いところを共有していく。本人にも伝える
	2．スタッフと公平に接することができる ＊アンケートで70％以上を目標とする	①公平性を意識しながら言葉かけができる ②業務委譲については，役割や経験に応じて考えていることを伝える ③勤務表に十分配慮し，そのことを機会をとらえて伝える
G	1．ルールを守るようにやかましく言う 2．管理について学習する	①規則規律を守れないスタッフに注意をする。守れなかった時に個人的に，または全体的にも注意をする ②参考書を読む。自分にできる管理スタイルを見つける

資料20　管理の癖を客観的に見るためのアンケート調査の設問

1. あなたの課長は，職場のルールにあなたが従うことをやかましくいいますか？
2. あなたの課長は，時間を効率よく使いようにいいますか？
3. あなたの課長は，医療事故防止についてやかましくいいますか？
4. あなたの課長は，あなたの能力を認めていると思いますか？
5. あなたは，仕事のことで課長と話し合うことができますか？
6. あなたの課長は，あなたがすぐれた仕事をした時，それを認めてくれますか？
7. あなたの課長は，あなたを信頼していると思いますか？
8. あなたは，仕事上では，あなたの課長を信頼していますか？
9. あなたの課長は，管理者として有能だと思いますか？
10. あなたの課長は，職場で問題が起こった時，あなた方の意見を求めますか？
11. あなたの課長は，あなたが困っている時，あなたを援助してくれますか？
12. あなたの課長は，あなた方に対して公平ですか？
13. あなたの課長は，病院の方針や経営状態，看護部の方針などをよく話しますか？
14. あなたの課長は，他部門との連携をうまくとっていると思いますか？
15. あなたの課長は，看護部長との連携がうまくいっていると思いますか？
16. 一般的にいって，あなたは課長から無理な圧力を感じることがありますか？
17. あなたの職場の仲間同士の間に，仕事のことで自由に指摘したり注意をし合うような雰囲気がありますか？
18. あなたの課長は，患者さまを大切にしているという姿勢がみえますか？
19. あなたの課長は，あなたに患者さまを大切にするようにいいますか？
20. あなたの職場では，仕事に対する厳しさや緊張感を感じていますか？
21. あなたの課長は，今よりさらに高度な知識・技術を身に着けるようにいいますか？
22. 詰所会での話し合いは，仕事をする上で役に立っていると思いますか？
23. あなたの職場はチームワークがとれていると思いますか？

＊設問に対する回答は，

1）大変そう思う　2）そう思う　3）あまり思わない　4）まったく思わない

の4つの選択肢から1つを選ぶことにしています。

第1章　目標管理の考え方とその実際

　スタッフから評価が低い上司には，スタッフは信頼してついてきてくれない。リーダーは人を動かせなければ役割を果たすことはできない。人を動かすとは，人の心を動かすということである。

　リーダーは，自分の部下がどう思っているかを客観的に見る必要がある。部下が上司を見る目は本当に厳しい。しかし，それは，部下がそのように見ているという現状として，素直に認めなければならない。現状を認めた上で，リーダーとしてあるべき姿に近づく努力が求められる。

　このアンケートは，同じ内容で何回やっても結果は同じ傾向にあるということがわかった。スタッフから高い評価を受ける課長は，勤務異動などで職場を変わり，スタッフの構成要員が変わっても，毎年同じ傾向の評価である。逆に思わしくない評価を受ける人も，自分が職場を変わってもスタッフが変わっても，毎年同じ傾向の評価なのである。それは個人の管理の癖である。アンケートの後，これではいけないということで一時的に気をつけて努力をしても，1ヵ月もすると元に戻るという状況であった。

　管理の癖はコミュニケーションの癖ともいえるし，自分の思いを他者に伝える表現方法が要因ともいえる。個人の努力に任せるだけでは限界がある。

　このアンケートは，スタッフが評価するのと同じ時期に，評価される側も並行質問で自己評価している。平成13年度から，自己評価とスタッフ評価のギャップの大きい項目を一つ以上選んで，課長の目標に挙げることにした。

　資料19の目標を見ていただきたい。Aの目標は，課長の目標としては良い目標とはいえない。「スタッフとコミュニケーションを図る」と「経済性について問題意識を持つ」としているが，これは当たり前のことで，わざわざ課長が目標を挙げて取り組むことではなく，し具体的実施計画へのつながりがわかりにくい。

　Bの目標は，目標としては良いが，具体的実施計画が不十分である。1．の①では，「患者に対する言動に気をつける。患者にとって何がよいことなのか，何を望まれているのかを視点に発言する」としているが，何をどうしようとしているのかがわかりにくい。例えば，「『何かお困りのことはないですか』と必ず声をかける」というように具体的な方法を示した方が行動に移しやすい。

　Cの目標も具体的実施計画が不十分である。1．の①，②で「超過勤務の多い人に理由を聞く」としているが，理由を聞くだけでは反感を招く。超過勤務は人につくといわれるとおり，時間の使い方にも人それぞれに癖がある。その癖を観察し，本人が納得できるデータも必要になる。その上で相手の言い分をよく聞き，仕事の進め方や組み立て方など，時間管理の工夫を適切にアドバイスしなければならない。

DとEは目標と具体的実施計画はOKであるが，評価基準がはっきりしていない。次回のアンケートで評価するとしているが，何％であればよしとするのかを明確にしなければ評価ができない。

　Fの目標は，目標も具体的実施計画も適切であったので，これを基に課長会で目標の挙げ方の勉強会をした。不十分な目標を挙げていた人はこの後修正している。

　このように目標を一覧表で見ることで，自分の目標のどこが問題なのかを客観的に見ることができ，どう修正すればいいのかが明確になった。

　目標管理は，目標設定の時点で，課長がきちんとアドバイスできる力をつけなければいけない。3月の最終面接時に，本人が「1年間この目標でやってきてよかった」と思えることが大事なことである。面接をする方もされる方も，達成感を共有して，お互いに納得のいく目標設定ができるようにアドバイスしなければならない。そのためにも，まずは，課長自身が自分の目標を確実に設定できるようにしておくことである。

　平成15年度の課長の目標の一覧表を**資料21**に提示する。今年度の課長の目標には，アンケート結果が課長全体の平均値に達していない項目を選んで，個人目標を設定することにした。

5）主任の目標

　当看護部では，主任も「5年後の私」という長期目標に取り組んでいる。5年後にどのような主任になっていたいのかの長期目標を立て，そのために3年後にはどうなっていたいのか，今年1年は何をするのかを考えて個人目標を設定する。ひととおりのことができてどこにでも通用する主任であることも重要であるが，このことでは誰にも負けないという強みを持ち，自信を持って主任の役割を果たしてほしいと期待している。

　課長と同じで，スタッフのアンケートで，自己評価とのギャップの大きい項目を個人目標に掲げて，リーダーシップ能力を高めることも期待している。主任の目標と具体的実施計画を**資料22**に提示する。

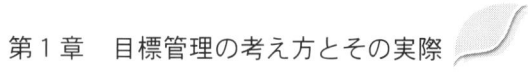

第1章 目標管理の考え方とその実際

資料21　看護課長　個人目標一覧表　　　　　　　　　　　　　　　　　　　　　　　　平成15年度

対象者	目標（到達すべきゴール）	具体的実施計画（方法・いつ・何を・どうするか・工夫）
H	1．次回の課長アンケートで「自由に指摘したり注意をし合う雰囲気がある」の項目が70％を超える	①所属会で自分の目標を発表する ②チーム会で問題点を出してもらう ③問題点についてどのようにしていくのかを4者会・リーダー会で話し合いチーム会に下す ④具体的な解決法が出たら実施する ⑤9月に取り組み状況を把握し，評価・修正して所属会で報告する ⑥2月にアンケートをとり，評価する
H	2．継続看護が必要と思われる方のうち，70％以上を地域医療室がかかわれるようサポートする	①1ヵ月以上の長期患者のリストを作成する ②継続看護が必要かどうかを判断する ③必要な場合は受け持ち看護師に返す 　地域医療室と連携が取れたかどうかを中間と最終で評価する
I	1．「スタッフに対して公平である」という評価を70％以上にする	①面接時に「あなたに対して公平ですか？」と単刀直入に聞く ②「公平でない」という意見をもらったら，どのような時にそう思うのかを具体的に聞く ③主任に年2回（前期・後期）に公平性について意見をもらう ④私の方針として，クレームは本人に返し一緒に考えていくことを伝える
I	2．1ヵ月以上の入院患者さまに，退院療養計画書を100％渡すことができる	①1ヵ月以上の入院患者さまのリストを作る ②受け持ち看護師にフィードバックする ③主治医に協力を求めるための声かけをする
J	1．所属全員の自己目標の公開と役割の明示を通して，お互いに協力しながらキャリアアップできる	①目標面接でキャリアに合った目標設定の指導（5月），評価修正（9月），最終評価（2月）の中で，次年度の目標を見出すための助言ができる 　・計画的に内容が充実するように，面接前の準備をする ②個人目標をオープンにすることで，お互いの目標達成のための意欲を支持できる 　・個人目標を公開する…6月 　・面接時にほかのスタッフへの協力を促す ③キャリアに沿った役割の自覚を促し，自律への意識づけができる 　・役割を明示する…4月 　・面接時にフィードバックする
J	2．今よりさらに高度な知識・技術を身に着けるようにいえる	①アンケート結果が70％以上になる 　・看護実践での高度な知識・技術の必要性について，問題提起し，所属で考える機会を持つ 　・キャリアに応じた知識技術を身に着けるよう研修を勧める 　・所属の勉強会の設定を主任と共に行う

資料21の続き

対象者	目標（到達すべきゴール）	具体的実施計画（方法・いつ・何を・どうするか・工夫）
K	1．継続看護委員会をサポートし，委員会を活発にする	①病棟訪問時に委員がいる時は，「困っていることはないか」必ず聞く ②予定された病棟カンファレンスは最優先して参加する ③病棟カンファレンスの参加状況を課長会で報告し，課長の意見を求める（3ヵ月ごと） ④委員が病棟で具体的に，どのように活動すればよいか，委員会で意見を出し合う場を持つ
L	1．コストについて知識を深め，使用した定数薬品の請求漏れを最小限にすることができる	①担当者と共に，定数薬品使用時の運用について再検討する ②出庫伝票で請求した定数薬品のコスト料を毎月提示する ③毎月の所属会で結果を発表し，適宜チーム会で問題点を検討してもらう ④請求漏れ定数薬品のコスト料が減少していくことで評価する
	2．スタッフがチームワークが取れていると感じる所属運営ができる ＊次回アンケートで60％以上を100％とする	①スタッフとの目標面接時，「職場のチームワークをどのように考えているのか？」「何がどのようになればチームワークがとれると考えているのか？」について意見を聞き検討する ②4者会で主任と共に検討し，可能なことは行動変容していく ③中間・最終面接時に，スタッフに「チームワークが取れていると思うか？」「変化したことがあるか？」について聞く
M	1．「他部門と連携をうまく取っていると思うか」の項目が70％以上になる	①表情が硬くならないように，笑顔で声の調子も明るくを心がける ②相手の立場を考え，双方が納得できるような解決案を考える
	2．退院前・退院後指導，ケアカンファレンスを推進する	①1ヵ月以上入院が予測される患者さまのリストアップをし，指導やケアカンファレンスを地域医療室と連携で進める ②退院時，チェックに漏れていた患者さまの有無を確認し評価する
N	1．スタッフが困っている時に援助できる	①仕事の悩みや人間関係で困っていることを話し合う場を設ける ・検査の少ない日を選んで，1ヵ月に5名，2ヵ月で10名と話し合う ・6月，7月は話し合う ・話し合いの内容は記録し，助言の必要な時に生かす ・必要な場合は，本人または課長が申し出て所属会で対策を考える
	2．ほかの所属との連携を密にする	①検査に必要な点滴，抗生物質が間違っていた時や，検査支持が施行されていなかった時は，放射線科でも対策を立て，必ず関係部署に伝える ②透視室，アンギオ室での検査待ち時間を検討する ・患者さまをお呼びしてから入室までの時間を記録し，検査開始時間の遅れや，居残り延長の原因を調べる ・必要時は外来・病棟に報告し協力を依頼する

第1章 目標管理の考え方とその実際

資料21の続き

対象者	目標（到達すべきゴール）	具体的実施計画（方法・いつ・何を・どうするか・工夫）
O	1．「あなた方に対して公平ですか？」を70％以上にする	①外来ラウンド時にスタッフの良い点・注意してもらう点など気づいたことを伝える ②スタッフの評価面接時に，課長に対して不公平と思うことはないかを聞く ③2人の主任に自己目標を伝え，課長の言動で不公平と思うことがあれば言ってもらう
	2．患者さま間違いの事故を100％起こさない	①患者さま間違いをしないための手順書に沿って行えているかを偶数月のリーダー会で意見交換する（8月，10月，12月，2月） ②1週間に1科，外来ラウンド時に患者さまに対してフルネームでお呼びし，患者さまに名乗っていただいているかを確認する ③評価面接時に②のことができているかを聞く
P	1．アンケートの「職場のルールに従う」を70％以上にする	①9月末までに面接および日々の行動を通じてスタッフを知る ②各人に良い点をフィードバックし，関心を持っていることを伝える ③所属会など，機会ある都度に方針や細かなことまで説明する ④4者会で自分の意向を確実に主任に伝え，意思を統一する
	2．基準に沿った勤務表ができる	①日勤数は9人確保することを目指す ②勤務変更が少なくなるように，希望の時に調整する ③評価は主任に依頼する ④12月までとする
Q	1．アンケートの項目の「他部門との連携を密にする」を70％以上の評価にする	①医師との連携 ・病棟運営上，協力依頼の必要時や，患者さまの情報提供についてはその都度申し出る ・他部門の医師に病棟運営会で困っていることを話す ②用度係，施設課との連携については，物品や修理機器がいつ入るか，折に触れて確認し，スタッフに返す ③そのほか必要に応じて他部門と連携をとりスタッフに返す ④評価は次回のアンケート結果で見る
	2．「看護職の実施によってコストの取れる指導を積極的に行う」支援をする	①継続看護に必要な事例が地域医療室につながるようにメンバーに声掛けをする ②毎月のケースカンファレンスが実施できるように支援する ③実施している保健指導のコストが取れるよう交渉する ④1ヵ月以上の入院患者さまの記録漏れをなくす

資料22　主任　個人目標一覧表　　　　　　　　　　　　　　　　　　　　　　　　　　　平成15年度

対象者	目標（到達すべきゴール）	具体的実施計画（方法・いつ・何を・どうするか・工夫）
A	1．クリニカルパスAMI用の運用マニュアルを作成し，運用できる	①6月までに医師，薬剤師，メンバーと話し合い，運用基準を検討する ②7月までに，それに基づき運用マニュアルを作成する ③8月からできたマニュアルを使用し，問題点を話し合う ④2月に評価修正をする
	2．アンケートで「患者さまを大切にする姿勢がみえますか」を70％以上にする	①日々の勤務の中で，スタッフに患者さまのことを中心にかかわっていくことを伝えていく ②チーム会やリーダー会などで「患者さまのことを大切に！」ということを，スタッフから出た意見の中から伝えていく
B	1．がん患者の症状について学び，ケアに生かす（代替療法も）。事例をまとめ発表の準備をする	①研修会に出席する ②代替療法は学会誌から学ぶ ③ターミナルの患者を受け持ちたいことをチーム員に伝える ④事例をまとめる ⑤腹水，息苦しさ，全身倦怠について学ぶ ⑥痛みや症状緩和については，私に相談してほしいこと，一緒に考えたいことをチーム員に伝える ⑦3月に認定看護師研修試験に挑戦する
	2．「仕事のことを主任と話し合うことができる」が70％以上になる	①チームメンバーと2人で話をする時間を持ち（10～15分），看護や業務について思いを聞く ②スタッフの思いを最後まで聞く。ゆっくり話す
C	1．「仕事のことで主任と話し合うことができますか」を90％以上にする	①月1回スタッフの良い所を見つけて伝える ②スタッフの意見は否定せず一度は聞く ③看護について自分の思いをスタッフに言葉で伝える
	2．嚥下についての研究を行う。家族指導のパンフレットを，スタッフを支援しながら行うことができる	①月1回○○病棟嚥下グループの活動に参加し，アドバイス・支援ができる ②9月の嚥下学会発表の準備ができる
	3．次年度の嚥下のコース別研修の準備ができる	①2月までに次年度のコース別研修のプログラムを作成する
	4．院内の看護研究の支援ができる	①8月の教育学会発表の論文作成と発表で自己が学習する ②所属の計画書作成をアドバイスでき，11月までに計画書が完成する ③4年目研修生の研究の進行を月に1回確認し支援を行う
D	1．ストーマに対する基本的な知識・技術を，ほかの看護師に広げる	教育委員会の自己研修枠で研修を行う ①灌排便法について ②ウロストミーの管理について ③オストミーの日常生活について ④管理困難な症例について
	2．上司・主任・リーダー・スタッフとのかかわりを良くする	①必ず終了時に課長・主任のミーティングを行う ②リーダー会以外にも，随時話をする時間を持つ ③グループごとにカンファレンスの時間を持つ（2週間に1回）

6）看護補助員の目標

　当看護部では，病棟，外来，中央材料室に看護補助員を配置している。すべてパート職員であるが，全員が「目標による自己管理」をしている。専門職ではないので，看護師と同じ視点での目標設定には無理があるが，患者の満足向上とやりがい支援が目的である。看護補助員の目標を**資料23**に提示する。

7）所属別個人目標

　所属別個人目標の事例を**資料24**に提示する。

8）目標管理の副作用

　目標管理を導入したことによって勤務異動が非常に難しくなったという副作用が起こった。「キャリア開発を支援します」「自分の強みをつくりましょう」といいながら，安易に異動させるわけにはいかない。その人の目標と達成状況をにらみながら，本人の気持ちも尊重し，よく話し合って納得してもらうしかない。

　当看護部では，勤務異動を希望する時は「申告書」を出すことにしている。私は「あそこがイヤ。ここがイヤ」という希望は聞かないことにしている。自分がどのような理由でどの分野でのキャリアを高めたいのかという理由を書いて申告する。逆に「自分の能力を発揮するために職場を変わりたくない」という希望も条件付きで認めている。その条件は「周囲の足を引っ張っていない」ということである。同じ職場に長くいると看護実践能力は高まり発言力も強くなる。それはケアの質を高めることに寄与することになるが，反面，職場に慣れることで現状の問題が見えなくなり，変革を好まず，新しい提案に対して足を引っ張ることにもなりかねない。その職場にとってなくてはならない人財として，自他共に認めることが同じ職場で働き続けることの条件になる。目標管理をすることで，そういうことの評価も客観的にできるようになった。

　しかし，現実には，突然の退職者が出たり，夜勤免除が重なったりということもあり，看護部全体で看護に責任を持つ立場から，個人の希望を優先するのが難しい場合がある。まさに副作用に悩む時である。

資料23　パート補助員　個人目標一覧表

対象者	目標（到達すべきゴール）	具体的実施計画（方法・いつ・何を・どうするか・工夫）
A	患者さまが少しでも気持ち良く，安全に入院生活が送れるように，病棟内の整理・整頓に力を入れる	①患者さまにはいつも笑顔で，思いやりのある心づかい言葉づかいで接する ②廊下のワゴン，車いす，いすなどが，安全の妨げにならないように常に整理する ③優先順位を考え，無駄のない効率のよい動きをする ④忙しいからこそ，患者さまのことを第一に考え，気づいたことは後回しにせず，気づいた時に済ませる
B	備品・物品の整理・整頓・清掃をする	①点滴台はすべてに番号を付け，順番に清掃する ②環境整備に回る時は，不要な吸引ビン・酸素ボトルは引き上げ，整頓する ③車いすの空気圧を点検し，汚れを取る
C	協調性を高め，仕事の責任を確実に果たす	①少し苦手な看護師とも積極的に話し，自分の思いをアサーティブに伝えられるようにする ②計画的に仕事を組み立て，時間内に仕事を終えるようにする
D	患者さまに気持ちの良い入院生活を送っていただくように，環境整備をする	①床頭台の上に乱雑に置いてある物を，箱などを利用して整理する ②ベッドサイドに無造作に置いてある洗濯物やおむつを，患者さまや家族とコミュニケーションをとりながら整理する ③ガーグルベース，コップ，吸い飲みなどの消毒・洗浄をこまめにする
E	常に整理・整頓する	①不要な歩行器，車いすは1ヵ所にまとめ，常にロビーを広くしておく
E	車いす，歩行器，ワゴンは順次きれいに清掃する	①遅番の時に業務に組み入れて行う
F	床頭台，テレビ台などの上をきれいにする	①ベッド周りの拭き掃除の時，床頭台，テレビ台の上の小物を箱などを利用してきれいにする
G	窓口業務として，患者さまに満足していただける対応を心がける	①あいさつ・声かけ・笑顔を徹底する ②患者さまの状態を見ながら，車いすを用意したり横になってもらったり，症状に合った介護をする
G	患者さま間違いをしない	①名前は，患者さまに名乗っていただく
H	患者さま間違いをしない	①患者さまをお呼びした時，名前の確認は患者さまに名乗っていただく ②カルテに同姓同名のマークが付いている方には，生年月日を言っていただく
H	患者さまに声かけをしながら，診察介助をする	①血圧測定の時やベッドに横になっていただく時などは必ず声をかけて手伝う ②患者さまに診察室に入っていただく時は，ドアやカーテンに気をつける ③杖を使っておられる方には，立ち上がられる時に特に注意をして声をかける

資料24-1　個人目標一覧表　所属　〇〇病棟

対象者	目標（到達すべきゴール）	具体的実施計画（方法・いつ・何を・どうするか・工夫）
A 主任	1. 緩和ケアのマネジメントができる	①研修会に参加し（年5回以上），その成果をまとめてチーム会で発表する。来年2月 ②ターミナル患者は積極的に受け持ち看護師となり，その事例はまとめる。チームに発表する ③主任会緩和ケアキャリアの人たちと1日1回話し合いを持つ
	2. 主任として信頼を高める 　主任アンケート②が50％以上となる 　主任アンケート⑧が50％以上となる 　主任アンケート⑳が80％以上となる	①主任アンケート②に対し，せめて院内研修には出席するように働きかける ②主任アンケート⑧に対し，昼休み時やチーム会を利用して話をする ③主任アンケート⑳に対し，勤務ごとに声をかける
	3. コミュニケーションメンター1級を収得する	①決まった研修には必ず参加し，1日1回レポートを提出する ②メンター3級は8月，メンター2級は12月，メンター1級は3月に試験を受ける
B ルビー 研修生	1. サブリーダーとして，病棟（チーム）目標が達成できるよう，リーダーと協力し，メンバーとかかわることができる	①看護目標年度計画に沿って，目標1～4を達成することができる
	2. プリセプター，チューターとして，1年目にかかわり，卒後1年の教育計画に沿った指導・支援が行える。プリセプター・チューター評価表が3以上となる	①教育計画に沿って評価修正していく 　1年間のエルダー勉強会に出席し，共に学んでいく
C ルビー 研修生	病棟でのストーマ造設患者の退院指導，ストーマ外来での退院後の指導のレベルアップが図れる	①病棟ストーマ用品の在庫の見直し（5～6月） ②カンファレンス時に，ストーマケアについての話し合いを議題として提案（カンファレンスの時間に余裕があれば），スタッフ全員と知識を共有化する ③ストーマ外来での症例について，病棟に持ち帰り指導内容についての報告会を行う（日勤カンファレンスで） ④院外学習会があれば参加する ⑤必要であれば，病棟でのストーマの勉強会を追加開催する
D サファイア 研修生	1. クリニカルパス（MK，OC，アッペのいずれか）を見直し，職員用フローチャートを作成し，活用する	①5～9月 ・グループに分かれてクリニカルパスの見直しをする ・職員用フローチャートを作成する。評価，修正する
	2. クリニカルパスのない手術の術後，統一した説明が行えるよう基準をつくる	①患者に手渡せる，安静などが書き込めるような用紙を作る
	3. ストーマ造設患者に対して，指導できる	①病棟のストーマの勉強会に参加し，知識を深める ②外科の勉強会に参加し，知識を深める ③受け持ち患者に対して，看護計画を立案し実際に指導する ④自己学習したり，院外学習の機会があれば，参加する

資料24-2　個人目標一覧表　所属　○○病棟

対象者	目標（到達すべきゴール）	具体的実施計画（方法・いつ・何を・どうするか・工夫）
A 主任	1．呼吸器ケアについて学び所属で勉強会を開催する	①呼吸器系解剖生理の再学習をする ②肺理学療法について学習する ③後期に勉強会を開催し所属スタッフに伝達する ④吸引技術のデモンストレーションを実施する
	2．医療事故防止委員をサポートし，声だし・指差し確認が100％できるようにする	①委員が所属の事故報告状況を整理・検討できるよう打ち合わせをする（委員会の前，所属会の前） ②事故防止マニュアルが守れていない時は，その時に注意する ③医療事故防止研修会を受講する
	3．患者さまと看護計画を共有する 前期2例，後期2～3例	①患者さまが入院・治療についてどのように思っているか確認する ②勤務の時はあいさつしコミュニケーションを図る
B 主任	1．チームリーダー，サブリーダーと共にチーム運営を目的のあるものとする	①本年度初めにリーダー，サブリーダーのチーム運営への思いを聞き，私自身の考えを伝える ②チーム会の運営と議題についてリーダー，サブリーダーと話し合う 　・所属会の後 　・中間に前半のチーム運営について反省会をする ③Bチームと情報交換し所属としての意見を統一する
	2．継続看護委員のサポートを行い本年度○○病棟の目標（5）がスタッフに浸透できる	①委員へサポートすることを伝え，委員や報告書から情報を得る ②所属目標（5）の対策に沿って実施できているか確認できていない場合は共に行う
	3．勤務異動してきた看護師への指導マニュアルを作成する	①具体的な作成スケジュールは主任2人で立案する ②異動してきた看護師に意見を聞く ③新人オリエンテーションとプリセプターのプログラムの内容を参考にして作成する
C サファイア 研修生	1．在宅で使用できる褥瘡パンフレットを完成させる	①8月までに作成中のパンフレットを完成させる ②実際に使用し意見・感想を聞く（電話や地域医療室を通じて）
	2．所属での褥瘡ケアの推進を行う	①新人と異動者を対象に勉強会を行う（10月，2月） 　1回目：基礎知識と予防方法，DESIGNについて 　2回目：スキンケアと創傷被覆材について ②診療計画書やDESIGN記入の推進を行う ③褥瘡の院外研修会に2回以上参加する
	3．病棟目標達成に向けてチーム運営を円滑に行うことができる	①主任，サブリーダーとチーム会前に打ち合わせをする 　問題があれば相談し早めに対応する ②アサーティブに心がけ職場の雰囲気づくりをする

第1章 目標管理の考え方とその実際

資料24-3　個人目標一覧表　所属　○○病棟

対象者	目標（到達すべきゴール）	具体的実施計画（方法・いつ・何を・どうするか・工夫）
A 主任	1．「患者と共に」の看護計画について病棟内勉強会，実践発表会を企画・推進する	①前期に「患者と共に」の看護計画の進め方について整理し，ビデオを作製して勉強会を行う。後期は，スライドやOHPを使って実践発表会を行う
	2．看護記録について知識を深めPOSマニュアル改定に貢献できる	①前期までは「看護記録ガイドライン」の通信教育を受講し，雑誌「かんごきろく」を購読して知識を深める。後期は，院外研修に参加して，記録委員の活動であるPOS改定に活用する
	3．看護管理の知識・技術を学び担当の研修に生かす	①看護管理の研修会に参加して固定チーム・サブリーダー研修を担当メンバーと共に企画・実践する
B エメラルド 研修生	1．チームリーダーとして病棟目標を達成できるようにチームをまとめ業務を進めていく	①主任，サブリーダーとチーム会前に話し合う機会を持ち，チームで問題となっていることを確認し話し合う。また，それ以外でも気になることはその都度話し合う。メンバーに積極的に話しかけ意見を聞き出す
	2．整形外科・眼科・耳鼻咽喉科の専門性を学び患者さまにスムーズにケア，情報提供できるようになる	①勉強会，講演会に1年に1～2回参加する
C ダイヤモンド 研修生	1．緩和ケア委員として，役割を果たすよう伝達・説明を行い自己を磨く努力を絶えず行う	①緩和ケアに必要な「告知に対して」の学習会を7月頃までに病棟で行い，スタッフの知識を広められるように努力する。また，今年度末までに1例は自分でまとめ病棟で発表・検討できるようにする
D 3年目	1．日々のリーダーの役割を理解し，リーダーシップを発揮できる	①ほかのスタッフが行っているリーダー業務を見て，自分にない視点・方法・工夫などをまねる ②自分がリーダーをした後，ほかのスタッフにリーダーとして抜けていたことがなかったか，改善すべきところがないかなどのアドバイスをもらい，参考にする
	2．プリセプター，チューターとしての役割を理解し，役割を遂行する	①振り返りシートを用いて，プリセプティと日々の振り返りをしてアドバイス・指導をする ②勤務が一緒になる時は，声かけをして悩んでいることや困っていることがないかを聞く ③院内・院外の研修の参加を声かけし，積極的に参加できるようにする
E 1年目	1．チェックリストの項目すべてが「○」になるよう取り組むことができる	①6月，9月，2月にチェックがあり，以前「×」であった項目は「△」または「○」へ，「△」であった項目は「○」へ変化するよう意識的に努力する
	2．技術チェックを積極的に受け，確実な技術を習得する	①技術チェック項目について学習し，自ら積極的にチェックを依頼していく ②未経験の技術がある場合は，自分から進んで経験する姿勢を持つ
	3．根拠に基づいた人工骨頭置換術時の排泄が援助できる	①人工骨頭置換後の看護について学習し，根拠に基づいた体位変換を理解して実施していく ②排泄の援助について学習し，手技を習得していく。また，より安全・安楽に行えるよう工夫する
F ダイヤモンド 研修生	1．患者さまと共に看護計画を立案する	①今までに学んだカウンセリングを活用し，受け持ち患者さまと共有できるものにする
	2．整形外科の看護を勉強する	①整形外科の看護について知識を深めるよう前期・後期の勉強会に参加する

資料24-4　個人目標一覧表　所属　〇〇病棟

対象者	目標（到達すべきゴール）	具体的実施計画（方法・いつ・何を・どうするか・工夫）
A 主任	1. チームカンファレンスを見直し有意義なカンファレンスが行える	①カンファレンスの意義,目的,方法について学習する(7月) ②学習したことをまとめ,資料を作成する(9月末) ③資料を活用し,学習会を行う。チームカンファレンスの方法について話し合う(10月) ④チームカンファレンスのマニュアル作成,活用,評価(11〜1月末)
	2. 患者さまを大切にすることを言葉にする	①患者さまの名前を軽視した呼び方をした時はその場で注意する ②患者対応,良い看護を見たら,その場で言葉をかける
	3. 時間を有効に使うことができ,スタッフにも声かけができる	①余裕を持って情報収集,準備できるように,開始30分前までに出勤する ②時間を意識するためにタイマーを活用する ③時間管理強化月間の評価をすべて「〇」にする
B サファイア研修生	1. 腹臥位療法の技術を習得し,スタッフに伝達できる	①腹臥位療法について学ぶ(8月頃まで) ・〇〇病棟で腹臥位担当スタッフより資料を見せてもらったり,講義されることがあれば,参加させてもらう。 ・理学療法士よりアドバイスを得る ・K市民病院で実際の場面を見せてもらう(7〜8月) ・腹臥位療法の研修会に参加する
	2. 病棟内で1例実施できる。	①病棟スタッフに勉強会を行い,伝達する(10〜11月) 勉強会後アンケートをとりスタッフの理解度を知る ②腹臥位療法導入(12〜1月)
C 3年目	1. 事故防止活動を通して事故防止のポイントを学習し,事故防止に努める	①5月,6月でPm-SHELL分析の自己学習をする ②6月にPm-SHELL析の病棟勉強会をする ③7月から自己で事故事例を分析していく(1〜2例)後半はチームで行う
	2. DMに関する知識を再確認し,運動療法の講義を中心に実施できる	①病棟のマニュアルを再確認する(5月) ②自己学習し,ノートにまとめる ③ビデオ学習する(5月) ④運動療法の講義資料をつくる(6月) ⑤運動療法の講義を中心に行い,実施後,患者さまから評価を得る(口頭,アンケートで)
D エメラルド研修生	1. 肺理学療法についての知識を深め,有効な呼吸介助法の技術を身に着ける	①肺理学療法についての資料を集め,ポイントを整理する ②7月20日に肺理学療法についての研修会に参加する ・肺理学療法の基本手技技術を習得することができる ③研修について振り返り,肺理学療法についてPTから指導を受ける ④9月13日,14日に研修会に参加する ・排痰法についての知識を深め,技術を習得することができる
E 2年目	1. 看護計画の内容の充実を図り共有化計画を年間3例立案し,振り返りをする	①看護計画はルーチンを用いず立案する ②前期,後期に最低1例以上共有化計画を立案する ③セルフケア,インターフェロンの共有化計画を立案する ④計画について評価日に評価,修正を行う ⑤計画内容,評価などについて計画終了後,振り返り,改善点を明確にする
F ダイヤモンド研修生	1. レジュメを使用し,わかりやすいDM講義ができる(食事,運動,日常生活について)	①前半までに現在のレジュメを使用し,各講義を実施する ②レジュメの見直しをする ③後半は改良したレジュメで各講義を実施する ④2月に所属会,または,チーム会で発表する
	2. がん看護学を学び,がん患者の援助ができるようになる(がんの一般知識が持て,がん患者とのコミュニケーションが持てるようになる)	①前半までにがんの一般概念,治療法について知識が持てる ②後期に①についての勉強会を開催する ③後半までに肝がんの治療法について知識が持てる ④参考書を前期,後期とも3冊以上読む ⑤講演会に年3回以上出席する ⑥日勤時,ターミナル期の患者を訪室し,話す時間を持つようにする
G 補助員	1. 備品・物品の整理・整頓・清掃をしていく	①点滴台はすべてに番号を付け,清掃していく ②環境整備の際,不要な吸引ビン,酸素のボトルは引き上げ,整頓する ③車いすは空気圧を見たり,車輪の汚れを取る

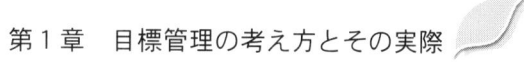

第1章　目標管理の考え方とその実際

資料24-5　個人目標一覧表　所属　中央放射線室

対象者	目標（到達すべきゴール）	具体的実施計画（方法・いつ・何を・どうするか・工夫）
A サファイア 研修生	1．リーダーとして各チームが、課題を達成できるように援助する	①リーダー・サブリーダー会を月1回開催しチーム運営について話し合う ②自分のチームが手本になり勉強会や手順の案をつくり課題を達成していく
	2．カメラチームの一員としてカメラ洗浄の手順を作成し知識・技術を共有することで放射線科看護師のレベルアップを図る	①カメラの洗浄，よく起きるトラブルシューティング，感染防止についての勉強会を行う（5～7月） ②カメラに関するマニュアルをつくり誰もが同じレベルの知識・技術が得られる工夫をする
B ルビー 研修生	1．環境チームで協力し，検査室の清掃手順を作成する	①週1回のペースで話し合いを行う（アンギオ室は7月までに，透視室は10月をめどに手順を作成する）
	2．CS委員会の読み合わせ事項を徹底する	①週1回の読み合わせを必ず行う ②強化月間終了後チェックリストを用いて評価する
	3．放射線科の運営のサポートができる	①リーダー会，各チーム会を月1回行っていく
C サファイア 研修生	1．カテ室，透視室の手順を見直し，現在に合った内容に作成する	①手順を把握する（5月） ②カテ室の手順の見直し（6～8月） ③透視室の見直し（9～11月） 　従来の手順を検討してつくり直したものを詰所会で提示し使いやすいものにする
D サファイア 研修生	1．回転クリップ，胃カメラ洗浄の方法が指導できる	①回転クリップの付け方，胃カメラ洗浄の方法を手順に沿って指導する
	2．ポリペクについて学習し直し，まとめて所属で発表する	①7～8月に文献をまとめ，手順をつくって皆に検討してもらう
E ルビー 研修生	1．放射線科で行われる検査の手順が根拠を基づいて理解でき，介助できる	①院内・院外の研修に積極的に参加し知識を深める　疑問やわからないことは手順で確認する ②検査中，根拠に基づいて患者さんの状態を観察し，声かけを行う ③検査，治療に関連のある専門雑誌を購入し知識を深める
F パート 看護師	1．物品の洗浄，消毒，管理ができる	①スタッフ全員が物品の洗浄・消毒・管理ができる
	2．フリー業務の見直しをする	①勉強会，デモンストレーションを計画的に行う 　用度請求一覧表を作り直す。物品の消耗期間を調べ，不足しないようにする

資料24-6　個人目標一覧表　所属　〇〇病棟

対象者	目標（到達すべきゴール）	具体的実施計画（方法・いつ・何を・どうするか・工夫）
A 主任	1. 超音波についての知識を深め技術を習得し，正常妊婦の胎児体重の推測ができる	①助産師に超音波技術の必要性を説明し同意を得，意識の統一を図る（4月） ②超音波についての書籍，日本超音波医学会の書籍の購読，また研修に参加する（4月〜） ③全員が携われるようにチェック表を作成し，経験回数をチェックする（5月〜） ④超音波の基本についての勉強会を病棟で企画し，基本的知識を着ける（7月） ⑤助産師の中で，何が問題となるかを話し合い解決策を立てていく（8月） ⑥妊娠中期・後期の観察ポイントをまとめる（9月，10月） ⑦助産師の会にて，知識の習得ができたか，今後実施していく上で問題に思うことなどをアンケート調査にて評価する（3月）
	2. スタッフの教育的サポートができる	①各研修前には，レポート提出期限が守れるように声かけを行う ②研修終了後には，ねぎらいの言葉かけと，反応について確認する
B 主任	1. 受け持ち看護師が入院時から退院後の生活を考えた継続看護が実践できる	①病院内外の連携表の原案を作成する（6〜8月） ②文献を読み最近の継続看護の動向を知る（6〜8月） ③連携表を一覧できるように病棟に掲示する（連携の流れがわかりやすく提示できるようにする，8月） ④一覧表を見て，連携することができたか，連携の流れがわかったか，スタッフの意見を聞く（9月） ⑤受け持ち患者さまに対する継続看護に必要な情報収集をピックアップする（10月） ⑥情報内容を整理し，退院に向けて使用できるように文章にする（11月） ⑦受け持ち患者で，継続看護が必要と判断し連携できたかデータを収集する（12月）
C サファイア研修生	1. 急変時の対応について再度学習し，病棟スタッフに還元できる	①急変時の対応についてのマニュアル作成 　救急カートの整理，物品チェック表の新規作成（5〜7月） ②急変時対応チェックリストの作成 　急変処置の勉強会の準備（8〜9月） ③勉強会開催（スタッフをグループ分けし，各グループで対応シミュレーションを実施しチェックリストでチェック，10月） ④各グループで急変時対応の練習（11〜1月） ⑤練習前後のチェックリストの結果で評価する
D 1年目	1. 自立度が低い患者さまに安楽な体位変換を実施できる	①安楽な体位，麻痺などの症状に応じた体位に関する文献検索（4〜5月） ②症状に応じた方法を資料にまとめる（6月） ③自立度が低く，常に介助を必要とする患者さまに，安楽な体位変換を実施し，体位変換によって苦痛を与えなかったかを患者さまに口頭や紙面で確認する（6月下旬〜8月） ④体位変換が安楽な方法であったかを実施した結果から評価し，必要に応じて修正する（9月） ⑤修正した方法で③を行う（9〜1月） ⑥実施した結果を評価し，改善できる点を明確にする（2月）

資料24-7　個人目標一覧表　所属　外来

対象者	目標（到達すべきゴール）	具体的実施計画（方法・いつ・何を・どうするか・工夫）
A 主任	1．外来における糖尿病教室の開催	①DMの勉強会を行う（6～7月） ②DMグループメンバーと枠組みについて話し合う（8～10月） ③他職種とのコーディネートを行う（11～12月） ④DM教室の準備と開催
	2．糖尿病療養指導士としての知識を深める	①糖尿病協会認定講義で10単位以上取得する
B ダイヤモンド研修生	1．膀胱鏡，尿流出量のパンフレットを作成し，誰でも処置，介助できるようにする	①8月までに膀胱鏡，尿流出量のパンフレットを作成する ②9月のチーム会でスタッフにパンフレットを提出し意見をもらう ③10月のチーム会へ修正したパンフレットを再度提出する ④11月までに応援スタッフにパンフレットを利用して処置ができるようにする
C サファイア研修生	1．継続護委員としての役割を果たし，継続看護の必要な患者さまのカンファレンスが実施できるようスタッフに働きかける	①今年度の継続看護委員会の取り組みを所属会やチーム会で報告する ②病棟で地域医療室がかかわりを持った患者さまを，外来で継続的に看護が行えるよう，地域医療室とカンファレンスを持つ ③外来受診時に患者さまの状況や生活についての情報を地域医療室に返す（このような中で私が仲立ちとなり，かかわりを深めていこうと思う）
	2．外来でDM教室を開催できるよう知識を深める	①DMに関する知識を深めるため，疾患，看護について自己学習する ②DMグループ間で勉強会を行う ③他部門との連携を持つ（医師，薬剤師，栄養士，理学療法士）
D パート看護師	1．受け持ち患者さまを決めて継続看護が展開できる	①7月までに患者さまを決め，看護計画を立てる ②受診日の待ち時間を利用して問題点を把握する ③受診日はまず始めに，患者さまに計画を進めてよいか声かけを行い，時間を決めて行う
	2．在宅酸素療法（HOT）について一般的な説明ができる	①HOTの基礎知識（目的，HOT導入の概要など）を理解する（前半） ②外来に来られるHOTの患者さまに，日常生活の援助ができるように資料を集めてまとめる
E パート看護師	1．患者さまと看護計画の共有化を行い発表できる	①看護計画共有化の勉強会に参加する ②DM患児の看護計画をチーム会で発表する
	2．専門性を高めるため自己啓発を行う	①自己学習の成果を12月勉強会で発表する ②勉強会に積極的に参加する（院内） ③DMの院外勉強会に参加する
	3．事故防止対策委員会の活動を支援する	①小児科外来業務の手順書を必要に応じ，追加，訂正していく ②ミスをした時，事故防止委員に速やかに報告し，ミスを共有化し再発防止の対策を考える
F パート看護師	1．リウマチについて知識を深める	①リウマチについての必要な知識を得るため書籍を読む（9月） ②リウマチについての検査，治療，看護を理解する（10月） ③リウマチについての生活指導について理解する（11月） ④上記をまとめ文章化する（12月）
	2．ギプス装着の介助・指導ができる	①ギプス固定で治療可能な疾患，ギプス巻きの実際，看護を理解する（8月） ②ギプス装着の介助・指導ができる（9月）

資料24-8　個人目標一覧表　所属　○○病棟　脳外科・内科

対象者	目標（到達すべきゴール）	具体的実施計画（方法・いつ・何を・どうするか・工夫）
A ダイヤモンド 研修生	1．嚥下スケジュール表を，病棟の看護実践に生かすことができる	①嚥下についてのメカニズム・嚥下性肺炎・口腔ケアの必要性・アイスマッサージの効果について，家族指導のパンフレットの原本を小グループに分かれて作成する（4～7月） ②上記の修正（8月） ③修正したパンフレットを病棟で使用（9～11月） ④嚥下訓練の内容について再度検討（10～11月） ⑤退院に向けての家族指導のパンフレット作成および修正後使用（11～1月） ⑥来年度の院内コース別研修実施に向けての準備（資料の作成，1～3月）
	2．嚥下学会において現在の状況を発表できる	①4月30日までに抄録を提出し，9月5日・6日の発表に向けプレゼンテーションと発表原稿を作成する
B エメラルド 研修生	1．受け持ち患者さまと看護計画（クリニカルパス・スケジュール表・共有化のいずれかにて）を共有できる	①クリニカルパス・看護計画共有化を進める上で，疾患や検査について脳外科看護通信教育による自己学習をすると共に，院内（看護診断，記録，クリニカルパスなど）・所属の勉強会に参加し，知識を深める
	2．嚥下グループの年間目標が達成できるように活動に参加できる	①嚥下グループの活動を理解し，グループの中で自分に与えられた内容について責任を持って実施していく（嚥下グループの年間計画参照）
	3．アイソレーションの手順の見直しができる	①患者さまに不快な思いができるだけ少なく，また無駄をなくせるよう検討を重ね，見直し修正する
	4．福祉住環境コーディネーターの3級の資格を取得する	①福祉住環境コーディネーター2級・3級通信教育講座を受講し，試験に臨む（別紙スケジュール表に沿って進める）
C サファイア 研修生	1．呼吸介助グループのサブリーダーとして活動支援できる	①病棟スタッフへの勉強会を，理学療法士と共同で準備し，6月に2回開催する ②腹臥位療法グループと共に評価チェックリストの見直しをする。5～6月に見直し再作成する。7月に対象患者を決め，チェックリストを使用する。8月に評価修正し，病棟で使用。12月に再評価する（対象者のピックアップ・評価など，スタッフに声かけを行う）
	2．呼吸介助の知識・技術を磨く	①10月に呼吸介助の院外研修に参加する
D ルビー 研修生	1．呼吸介助に取り組み，事例をまとめることにより自己の看護を振り返ることができる	①10月までに，臥床中や麻痺があり自己で喀痰がスムーズにできない患者さまに呼吸介助を実践し，11月中旬頃に事例をまとめる 1月の院内ルビー研修で発表する
E 3年目	1．プリセプターとしての役割を果たす	①プリセプターチェックリストを使用し，5月，1月に自己・他者評価を行う
	2．福祉住環境コーディネーター3級に合格する	①年間計画を作成し，実施する ②通信講座を受講し，テキストに沿って勉強していく
	3．リーダー業務に慣れ，リーダー業務ができる	①メンバーが動きやすいよう，業務調整を行う ②カーデックスの整理 ③申し送りまでに部屋を回って，情報を得る ④メンバーに声かけを行い，業務の状況を把握する
F 1年目	1．わからないこと・不安に思っていることなど，自分の気持ちを素直にスタッフに相談・確認できる	①自分の中で溜めこまず，昼休憩時や仕事の時間などに聞いてもらったり，カンファレンス時にも積極的に発言していく
	2．採血，注射，留置針をどのような患者さまにも1回で処置できる	①技術，方法を施行前に看護手順を確認して行う。伝票・患者さまの確認をしっかり行い，血管の走行を考え入りやすい血管を素早く見つける
	3．効果的な吸引が素早くできる	①吸引を行うことで，気道を傷つけて出血しないようにカテーテルを挿入し，多くの痰が吸引できるように，カテーテルの扱いを工夫する

第1章　目標管理の考え方とその実際

資料24-9　個人目標一覧表　所属　ICU病棟

対象者	目標（到達すべきゴール）	具体的実施計画（方法・いつ・何を・どうするか・工夫）
A エメラルド 研修生	1. 呼吸リハビリを実施している患者や，治療上，必要な患者に対して，呼吸介助手技が安全に実施できる	①肺の解剖生理学を踏まえ，患者の病態把握をする ②治療制限内で改善が必要と思うことは医師と相談し，可能な範囲で工夫していく ③対象患者の受け持ち看護師となるようPRする。受け持ち以外でも，積極的に呼吸介助を通してスキンシップを図る ④実施している呼吸リハビリが病棟で統一してかかわれるよう計画立案する ⑤理学療法士が呼吸介助を行っている時にベッドサイドで共に参加し，手技のポイントを習得する
B サファイア 研修生	1. ICU入室中の患者の踵部に褥瘡をつくらない	エビデンスに基づいた踵部除圧ケアの実施 ①現在行われている踵部除圧ケアの方法について検討する ・正しい物品が選択できているか。 ・正しい方法で実施できているか，患者さまの安全・安楽を妨げていないか――以上について自分が体位変換を受ける側になり，問題点を明らかにする ②①で問題となった点について文献を調べ，患者にとってベストな方法を考える。誰が見てもわかる方法で提示する（資料をファイリングし，マニュアル化する） ③②で検討した方法で患者さまに除圧ケアを行う ④行ったケアの妥当性を評価し，次の課題を見出す
C ルビー 研修生	1. フィジカルアセスメントの技術を身に着けて看護実践に生かすことができる（主に心臓・血管系および脳神経系）	①心臓・血管系および脳神経についての自己学習（5～6月） ②ベッドサイドで実施し，アセスメントを記録する（6～8月） ③フィジカルアセスメントに関する院外研修に参加する
	2. 身に着けた知識・技術をスタッフに推進する	①心臓・血管系について病棟内で勉強会を行う。方法は，勤務時間外かカンファレンス時に，資料配布，CD-ROMの活用，実技などを検討する（9月～） ②実施後，スタッフがどの程度実施できたか，理解度などについて聞き取り調査を行う。その結果を検討し，推進方法を考える
D ルビー 研修生	1. 嚥下のメカニズムを学び，嚥下障害のある患者を援助できる	①嚥下のメカニズム，解剖，看護の知識を深める（書籍，勉強会，作業療法士，理学療法士，他病棟の取り組み情報を得る，4～7月） ②嚥下のアセスメントシート，計画用紙の作成（8～9月） ③嚥下のメカニズム，アセスメントシート，計画用紙についての勉強会を行う（作業療法士，理学療法士に支援してもらう，10月） ④援助の実践（11～12月） ⑤アセスメントシート，計画用紙，実践についてスタッフにアンケートを行う（1月） ⑥評価・修正をする（2月）
E 3年目	1. 患者にとって必要な看護について考えたことを，他者に伝えて実践できる	①日々のカンファレンス，チーム会，所属会で自分の考えを必ず発言する。事前に話し合う内容を確認しておき，考えをまとめておいて率先して発言していく ②リーダー業務をする中で，ほかの看護師がどのように周りのスタッフとコミュニケーションをとっているか観察し，まねてみる。どのようなところをまねたか記録に残していく

資料24-10　個人目標一覧表　中央滅菌材料室　手術室

対象者	目標（到達すべきゴール）	具体的実施計画（方法・いつ・何を・どうするか・工夫）
A 主任	1．手術室のクリニカルラダー1年目用を作成し，新人の到達度をラダーに沿って評価できるようにする	①クリニカルラダーについて勉強し，原案を作成する（〜8月末） ②リーダー会の協力を得て仮完成させる（〜9月末） ③平成15年度に手術室に入った新人に使用し，到達度を評価する ④修正を加え，完成させる（〜平成16年3月末）
	2．術式に応じた評価ツールを作成し，スタッフの技術，知識の評価に使用する	①現在作成中の評価ツール（開心術，開腹術，TUR）を完成させる（10月〜） ②評価ツールを用いて，スタッフに自己チェックしてもらう（10月〜） ③修正を加え，完成させる（〜平成16年3月末）
	3．主任に対するアンケートの「信頼」の項目が60％以上となるようにする	①業務分担など，スタッフの不満や意見を聞きながら，自分の思いも言葉に出して伝え，話し合いながら決める ②スタッフが頑張っていること，できていることを言葉に出して褒める
B ルビー研修生	1．術前・術後訪問についての知識を深め，術前・術後訪問が行える	①前期に術前・術後訪問についての資料を集めることができる
	2．術前訪問を術中看護に生かすことができる	①後期に自己学習し，資料をまとめて勉強会を開く（3月） ②術前・術後訪問に関する研修に前期，後期各1回ずつ参加する
C ルビー研修生	1．専門的知識を深め，新たに学んだことが業務に生かせる	①院内外を問わず勉強会，研修に進んで参加する ②手術室内での看護の質向上に向け，手術室独自の看護が深まるよう，今年度CS委員会で取り組んでいる評価表を手術室オリジナルの評価表を今年度内に作成する ③中材業務では消毒，滅菌に関する研修に参加し，安全に患者に器械，物品が提供できるよう基礎的なことから学ぶ
	2．チームメンバーとして積極的にチームに参加する	①チーム会で積極的に意見が交換できる ②各科，各所属の定数点検は毎月抜けがないようにチェックを行う
D ルビー研修生	1．直接・間接介助経験チェック表に基づき，右のとおり実施する	①外科，婦人科，泌尿器科における開腹手術を8月までにひととおり経験することができるようにする ②帝王切開については緊急を要することもあり，積極的に申し出て手術につく（呼び出しに対応できるように） ③脳外科は開頭（クリッピング，腫瘍摘出，血管吻合）ドレナージ，シャントを10月までに直接，間接共にマスターすることができる ④心外においては今年度中に間接（CABGなどについては麻酔，フリーの両方）がマスターでき，呼びだしに対応できるようにする
	2．仰臥位・側臥位・砕石位のベッドの作成，固定方法，使用物品の違いについて理解し実施する	①10月までにすべての科において実施できる（フラクチャーテーブル使用や馬蹄形使用，内視鏡などの特殊な手術についても同様）

第2章
個人目標管理における面接・スタッフ指導の進め方

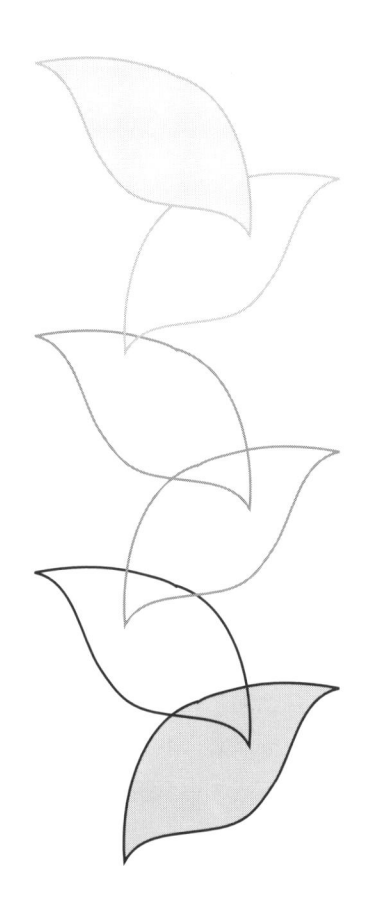

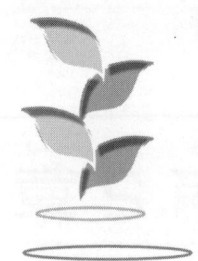

1. 面接者の心構え
～コーチングの活用

　目標管理を行うためには上司は良きアドバイザーであり，良きサポーターでなければならない。まえがきで述べたように，目標管理失敗の要因は，管理者の部下へのかかわりが少ない，部下の意欲に関心を示さない，結果を評価して終わりにするなどが挙げられている。目標は，部下が自力で目標達成を果たすシステムではない。部下に任せっぱなしでは責任を放棄したことになる。上司と部下は目標達成のパートナーである。上司は部下の可能性を信じ，適切な目標が設定できるように動機づけ，目標達成の過程を見守り，行き詰まった部下がいれば適切なアドバイスをしなければならない。順調に目標に向かって進んでいる部下にも，さらに力が増すようにサポートするのがパートナーの役割である。そのために対話型の面接が目標管理のポイントになる。面接には高度なコミュニケーションスキルが求められるのはいうまでもない。今，目標管理に必要なコミュニケーションスキルとして，コーチングが注目を集めている。

1）コーチングを学ぼう

　ここで，面接者に使ってほしいコーチングの理念とコーチングスキルについて述べる。ある販売会社の優秀なマネジャーは，部下に「頑張ってね」とは決して言わない。「頑張ってるね」と言う。この違いはわずか「る」があるかないかの違いである。しかし部下の受け取り方はまるで違う。当然行動も違ってくる。これがコーチングと従来の指示型マネジメントの大きな違いである。

　コーチングとは，「相手の自発的な行動を促進させるためのコミュニケーション技術」のことである。そもそも，コーチングは，新しい理論や新しいスキルを誰かが開発したわけではない。世の中には，歴史的に見ても人をやる気にさせて上手にリーダーシップを執って成果を上げている人が大勢いる。コーチングはその人たちのやり方や考え方を，見たり

第2章 個人目標管理における
面接・スタッフ指導の進め方

聞いたりして,共通するところを体系化したものである。

　優れたリーダーといわれる人,例えば松下幸之助のことはコーチングの書籍の中に頻繁に出てくる。松下幸之助がコーチングを勉強したわけではないが,いろいろな場面でコーチングスキルを使っている。松下幸之助は,その昔,「あなたの会社は何をつくっているのですか？」と質問されたのに対して,「私の会社は人をつくっています。ついでに家電製品もつくっています」と答えたというエピソードは有名である。

　人を育てるところにはコーチングの考え方が入っている。私たちも今にして思えば,コーチングということは意識していなかったけれども,コーチングに似たようなことをしてきたのだなと思う場面が数々ある。

　ナイチンゲールが,『ナイチンゲール覚書』の中で,「患者の生命力の消耗を最小限にし,自分の力で快復するように,教えるのではなく,環境を整えること。その人の治る力を助けること」だと述べている。実は,コーチングは,ナイチンゲールの教えとよく似ている。そのことからも,看護界では違和感なくコーチングが受け入れられるのではないかと考えている。

　コーチングの「コーチ」は,野球やサッカーのコーチで知られているように,スポーツの世界で活躍する人というイメージが強い。以前のスポーツコーチは,指示命令型で「根性」を合言葉に,スポーツ選手をビシビシ鍛えた時代があった。しかし,マラソンの高橋尚子選手で有名になった小出義雄監督のように,ビシビシ鍛えるのではなく,選手の良いところを最大限引き出して,選手自身のやる気が出るようにサポートするという方向に変わっている。

　コーチングは,その人を鍛えたり教えたりするのではなく,その人の能力を引き出すためのスキルである。スポーツのコーチと同じで,職場のリーダーは,リーダーがいろいろなことを知っていて,部下に教えたり,部下を引っ張ったりしてきた時代があった。リーダーがいろいろなことを知って部下が指導できなければ,リーダーの価値がないといわれていた。

　今のリーダーシップ論は,リーダーがいろいろなことを知って,指示命令で部下を引っ張るのではなく,部下が持っている力を引き出し,部下自身が力を出せるようにサポートするという方向に変わってきている。これからのリーダーにはコーチとしての資質が求められる。コーチングは,その人が持っている能力を最大限に発揮するためのサポートである。私たちが患者に行う援助とは意味合いが違う。援助はヘルプのことである。ヘルプは,力のない人を手助けする行為である。サポートは,相手にはもともと力があり,サポートによってその力をさらに強めることである。サッカーのサポーターをヘルパーとは呼ばない。サポーターがいなくてもサッカーはできる。しかし,サポーターがいることで選手は一層力を発揮できる。

　このように,サポートするということは,直接手を出すことではなくて,相手がやる気

になるのを支えることである。今の日本には，ティーチングばかりでコーチング能力がないといわれている。

2）コーチングの定義

コーチングは，「フェイスtoフェイスで発揮されるリーダーシップ」ともいわれている。多様な経歴，才能，経験，関心を持った人々を統率して，さらに大きな責任を果たし，継続的な業績を上げるように部下を勇気づけ，「部下を全面的なパートナーであり，仕事をする上で欠かすことのできない存在として大切に扱うこと」ともいわれている。また，コーチングは，「部下の仕事をやりやすくすること」であり，「過剰なしがらみから解き放つこと」でもある[1]。

コーチングの基本的な考え方は，人間中心のマネジメントであって，人間らしさを大切にする理念である。一人ひとりの人間的成長をサポートするものである。しかし，コーチングは，管理職の悩みに必ず効くという特効薬ではない。コーチングの発想を持って部下と接していれば，漢方薬のように徐々に関係が改善され，仕事の成績を上向かせることが可能になるというものである。先に述べたように，企業では景気の低迷による「年功序列の見直し」「業績主義の重視」に伴い「目標管理」が重要視されるようになった。しかし，企業が行ってきた目標管理はノルマ管理の色が濃い。目標管理がうまく機能するためには管理職によるコーチングが不可欠である。

3）コーチングの考え方

コーチングは，クライアントの中にその人に必要な答えがあるという考え方である。外から与えたり，教えたり，叱咤激励で引っ張ったりするのではなく，クライアント自身が答えを出し，力を生み出すのである。

コーチングにはパーソナル・コーチング（プロのコーチが個人のクライアントを対象に目標達成や問題解決をサポートする）とビジネス・コーチング（企業・組織の管理・監督職が，部下・後輩の指導育成の中で，コーチングの技法を活用する）がある。私たちが看護現場でやろうとしているのはビジネスコーチングである。

ビジネス・コーチングとは，人間の無限の可能性を信じ，一人ひとりの多様な持ち味と成長を認め，適材適所の業務・目標を任せ，持続的に発展する経営を実現するためのコミュニケーションスキルである。

第2章 個人目標管理における面接・スタッフ指導の進め方

ビジネス・コーチングの特徴

① 毎日，上司・部下として顔を合わせるので，信頼関係とフェイスtoフェイスコミュニケーションの影響が大きい。
② 上司は仕事の内容を知っていることが不可欠である。
③ 上司が部下に対して行う指導・助言は，上司自らをも拘束する。
　部下に好きなようにやれと放任するのではない。部下の目標達成をサポートするのが上司としての目標になる。部下の目標が達成できなければ，それは上司の責任である。そういう意味で上司はその責任に拘束される。
　コーチングには，以下の重要な3つの理念がある。

（1） 人は皆，無限の可能性を持っている

　リーダーも含めてスタッフ全員が，普段発揮している以上の能力や可能性を秘めているという考え方である。コーチングは人間を絶対的に信頼することからスタートする。マクレガーはX理論とY理論を唱えている。X理論は，人は基本的には怠け者であり，アメやムチによって管理しなければ働かないという「人間不信」の考え方であり，一方，Y理論は，人は基本的には勤勉であり，条件や環境さえ整えば自発的に働くという「人間信頼」の考え方である。コーチングはY理論を基に成り立っている。

（2） その人が必要とする答えはすべてその人の中にある

　相手が求める答えは相手の中にあるという考え方である。相手が自分の中に持っている答えを出しやすいようにサポートするのがコーチングである。しかし，スタッフが知識を豊富に持っていたとしても，何でも理解してわかっているかというとそうではない。自分の中に潜在的に答えを持っていることに気づいていないのである。コーチであるリーダーの役割は，質問型コミュニケーションを用いて，部下が自分の中の答えを見出せるようにサポートすることである。

（3） 答えを見つけるためにサポートが必要である

　クライアントが自分自身の中に持っている答えを見つけるためにはサポートが必要である。管理におけるコーチングでは，スタッフの自立が最大の目的である。スタッフが自分で考え，自分で状況判断をし，自分から行動を起こせるようにするためにコーチングスキルを使う。
　コーチングは，質問によって相手の力を引き出すことである。管理者がスタッフに適切

な質問をすることで，外を向いていたスタッフの意識を内に向けることができる。「最近のあなたの看護を振り返ってどう思いますか？」と質問するだけで，スタッフの意識は内に向く。意識が外に向いている間は自分の中にある答えには気がつかない。答えは自分の外にあると思っているから，「課長が何も言わない」「主任が応援してくれない」ということで，上司に対して不平や不満が目立つようになる。部下の不平・不満を放置していると際限なく広がる。

　また，スタッフが上司の顔色ばかりうかがっているようでは，自分で答えを出さずに，上司の答えを待つ姿勢になり，上から言われたことだけをやっていればよいという指示待ち人間になる。指示命令型マネジメントでは，指示待ち人間を育成してきたといわざるを得ない。指示待ち人間を育成したのでは組織は発展しない。私たちがコーチングの技術を使ってスタッフをサポートするためには，スタッフの意識に問いかけることである。問いかけることによってスタッフが自分で答えを見つけ出すのである。

4）管理者がスタッフをコーチングする時

　しかし，私たちが組織を管理する時，コーチングだけで管理しようと思っても，それは無理がある。考えなければいけないのは，マネジャーでいる場合とコーチでいる場合の見極めである。マネジャーの一番の役割は，ビジョンとルールを明確にすることである。方向性をきちんと示し，その方向に向かって進みやすいように道を整備することである。職場のリーダーは，スタッフの置かれた状況によって，マネジャー，コーチ，ティーチャーへの切り替えが必要である。

　ゴールやルールから外れるスタッフがいれば，それは指示命令型マネジメントで軌道修正をしなければならない。このように，看護管理の現場で指示命令型をやめなさいというわけにはいかない。時と場合によって，指示命令とコーチング，ティーチングを上手に使い分けながら主体的人間を育成するのである。

5）コーチングとカウンセリングの違い

　コーチングはカウンセリングと類似点がある。カウンセリングは，どちらかといえば過去に付き合って現在を考えるというやり方である。現在の問題の原因は過去にありというスタンスで，感情へのアプローチである。一方，コーチングは，過去を無視するわけではないが，基本的には未来に向かって進むために指導することである。未来の目標達成をサ

ポートするというスタンスで行動へのアプローチをするのである。
　コーチングには以下の3つの基本スキルがある。

①聞くスキル

　まず相手の言葉をさえぎらず，相手の言いたいことに耳を傾ける。聞くスキルはカウンセリングと全く同じで，看護職が得意としている傾聴である。しかし，カウンセリングでもいわれているように，相手が話す気にならなければコーチングは成立しない。普段から「この人に話しても大丈夫」という安心感，「自分のことをもっと知ってもらおう」という信頼感の，心の架け橋をかけておくことが大切である。

　人は話す時多くのことを考えながら話している。言葉に出して話すことより30倍の量のことを頭の中で考えるといわれている。さまざまなことを考えながら，今何を言うべきかを整理し，考えていることのほんの一部を言葉に出しているに過ぎない。

　自分の考えを言葉としてアウトプットする時点で，自分の考えがより明確になったり，優先順位をつけたりということが起こる。コーチはただ聞いているだけで，相手は自分で話しながら，自分で考えるのである。話しながら自分でいろいろなことをつくり出していく。だから相手の言うことを聞くこと，相手に多くのことを話させることが大事なのである。

人はなぜ聞けないのか（ブロッキング）

　聞くことがこんなに大事なのに，人はなぜ人の話をよく聞けないのだろうか。それはブロッキング機能が働くからである。例えば，話し相手と自分の考えが違うと，それに対して意見を言いたくなる。相手の価値観に反論したくなる。相手がわかっていない時はつい指導（ガイダンス）したくなるなどである。こちらも人間であるからブロッキング機能をなくすことはできないが，コミュニケーションがうまくいかない時は，自分の方が意識的にブロッキングを外す必要がある。そういうことも意識しておかなければならない。

②承認のスキル

　承認は，辞書によると「正しいと認めること，聞き入れること」と訳されている。コーチングでいう承認は，褒める，感謝する，存在を認める，任せるなどの意味も含まれる。「最近，あなたはよく人を褒めていますか？」の質問に「はい」と答えるリーダーは1割に満たない。「人は褒められてうれしいということを知っていますか？」の質問には全員が「知っている」と答える。この違いは何だろうか。褒められない理由は何だろうか。

　承認には，結果承認と事実承認がある。結果承認は，結果に対して褒めたり感謝したりすることで，良い結果が出ていなければ褒める側も苦しいし受け取る側も苦しい。一方，事実承認は，成長やプロセスを褒めることである。人はプロセスも認めてほしいと思うものである。私たちは今まで結果を褒めることにこだわっていたのかもしれない。プロセス

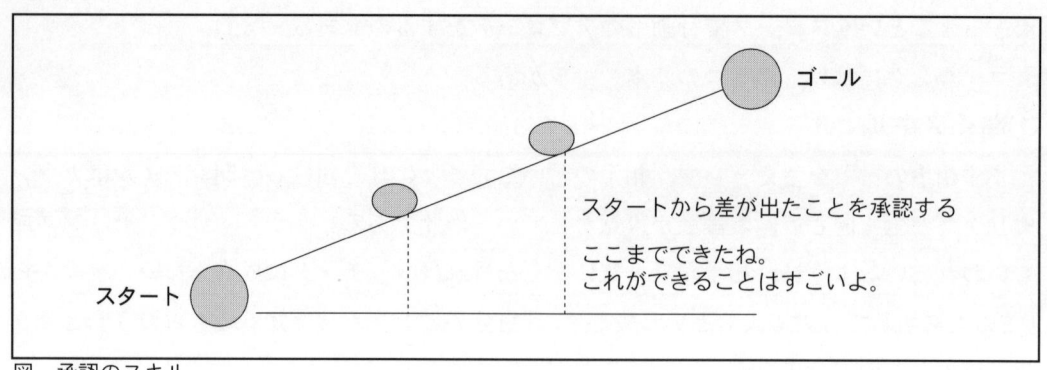

図　承認のスキル

　スタートから差が出たことを承認する
　ここまでできたね。
　これができることはすごいよ。

を見てあげれば褒めることはたくさんあることに気づく。「ここまでできたね。これができることはすごいよ」とその事実を褒める。そして「これができるようになったのはなぜ。何が良かったと思う？」と質問をして，考えるチャンスを与えるのがコーチングである。

　このように，結果だけを褒めるのではなく，プロセスを褒めることや，あなたを大切に思っている，メンバーの一員として認めている，感謝しているということを伝えることも承認である。相手をしかる時も，「あなたのことを大切に思っている。だからここは直してほしい」「こんなことをするあなたを見るのは悲しい」と，相手の存在を認めてしかれば，しかることも承認である。しかった時も，根底にこの人の成長をサポートしたいという気持ちがあれば，相手はメッセージとして受け取れるものである。コーチングだけにかかわらず，どのような方法も，表面だけでこれがはやりだからとやってもうまくはいかない。

　相手にメッセージを伝える時，Youメッセージ，Ｉメッセージ，Weメッセージの３つのメッセージがある。私たちはどのようなメッセージをよく使っているのだろうか。

Youメッセージ⇒あなたは〜です。

　承認の言葉の９割がYouメッセージだといわれている。すごいね，すばらしいね，よくやったねというのは，「あなたはすごいね」「あなたはすばらしいね」ということで，言われた瞬間はうれしいし気持ちがよいが，次のステップにつながりにくいといわれている。過度のYouメッセージは受け取り側にも抵抗がある。お世辞ととられることもあるし，ご機嫌取りととられることもある。

Ｉメッセージ⇒私は〜です。

　「私はうれしい」「私は感謝している」というように，私が主語のメッセージは，心の奥に染み込み，心からうれしいと感じるといわれている。「あなたはえらいね」というメッセージを受けるより，「私はうれしい」というメッセージを伝えられた方が，なぜ心に響くのだろうか？

第2章　個人目標管理における
　　　　面接・スタッフ指導の進め方

「あなたが頑張れたことを私はうれしく思う」「私はあなたのやる気に刺激された」「あなたの頑張りで私までやる気になった」というメッセージは，相手が大切な存在であることを認めたことになる。それは相手の心の深いところに影響を及ぼし，相手の心に残る残存率が高いといわれている。抵抗感なく素直に受け取れ，やる気が出て後々まで影響する。
Weメッセージ⇒私たちは〜です。

「私たちやったよね」「私たちが頑張ったから大成功だったんだよね」というWeメッセージを使い続けると，チームの一体感につながる。チームが締まってチームワーク力をアップさせるといわれている。

私たちは，IメッセージとWeメッセージをもっと上手に使うことを意識した方がよさそうである。

③質問のスキル

質問のスキルは，適切な問いかけによって，相手の中にある答えを引き出すスキルである。質問の仕方には大きく分けて以下の5種類がある。

（ア）Yes／Noで答える質問⇒答えは一つ。YesかNoでしか答えられない。
　　　例…あなたは，この病院が好きですか？
（イ）Yesだけを引き出す質問⇒念押し，確認。
　　　例…あなたは，この病院が好きでしたよね？
（ウ）自由回答で事実を求める質問。
　　　例…あなたは，この病院に就職して何年ですか？
（エ）選択肢で考えさせる質問⇒答えが複数ある質問。
　　　例…あなたは，この病院のどこで働くのが好きですか？
（オ）自由回答で意見・判断を求める質問。
　　　例…あなたは，この病院の看護をどう思いますか？

（ア）（イ）はクローズドクエスチョン。（ウ）〜（オ）はオープンクエスチョン。

クローズドクエスチョンの方が質問された側は答えやすい。コミュニケーションの始まりは，相手が答えやすいクローズドクエスチョンから入るのも一つの方法である。質問する側がほしい情報を効率よくとる時も，クローズドクエスチョンはよく使う。しかし，目標面接の場面では自由回答で判断を求める質問を繰り返しながら，相手が自分の中にある答えを自分で見つけるように誘導する。相手からいろいろな方法を導き出した後に，「その中で今やれることはどのようなことですか？」と選択肢で答えられる質問をするのがよい。

6W3Hで聞く質問（アクションプランを立てる疑問符）

質問をする時は6W3Hの疑問符がよく使われる。

When（いつ？）

Where（どこで？）

Which（誰が？）

いつ？　どこで？　誰が？　の3つの疑問符は，質問者がほしい情報をとる時によく使う。コーチングの場合は，相手が意思決定できるような質問をした方がよい。答えを発見させるために，質問には以下の5つの疑問符を意識した方がよい。

意見や考えを発見させる疑問符

What（なにを？）

Why（なぜ？）

How（どのように？）

How much（いくら？）

How many（いくつ？　どれぐらい？）

　これらの問いかけには意思の確認や意思決定が含まれる。自分で意思決定したことの方が達成感が高いということは私たち自身が経験的に知っている。これらの質問で聞き方が難しいのは「Why（なぜ？）」という聞き方である。人は「なぜ？」と言われた時は，「否定された」「責められた」というイメージが強い。「なぜ？」と言われれば人はいいわけをしたくなる。「なぜ？」の代わりに，「どうしたら？」に置き換えるのがよい。「なぜ遅刻したの？」と言えば，「電車が遅れた。車が込んでいた」といういいわけになる。「どうしたら遅刻しなくてすんだと思う？」と問いかければ，いいわけではなく，「1台早い電車で来れば遅刻をしなくてすんだ。車が込んでいることを見越して早めに家を出ればよい」と考えるようになる。もし，「なぜ？」を使うのであれば，「なぜそれをやりたいの？」「なぜこの目標にしたいと思ったの？」と意思の確認のために使った方がよい。

　コーチングの基本的な考え方は，人間中心のマネジメントであり，人間らしさを大切にする理念である。人間の尊厳を大切にし，一人ひとりの人間的成長をサポートするものである。そのために管理者はコーチングスキルを身に着ける努力をしなければならない。コーチに求められる資質は以下のとおりである。

① コミュニケーションスキルを持った人

② 積極的傾聴ができる人

③ 人の無限の可能性を信じて疑わない人

④ 本人が持っている答えに気づくようにサポートしてくれる人

⑤ 批判したり評価したりせず，ありのままを受け入れられる人

⑥ クライアントの自己実現に向けて強い意志で望める人

⑦ クライアントの強み・弱みなどを率直にフィードバックできる人

　一人ひとりの美点，長所，成長を見逃さず，事実をタイミングよく，心を込めて認める。良い上司とは，部下を褒め，部下に感謝し，部下と一緒に喜ぶ機会の多い上司である。

6）コーチング技法の用い方

　コーチングは，相手のやる気を引き出し，目標達成をサポートするためのコミュニケーション技法である。目標面接では，相手が自分で考え，自分で状況判断をし，自分から行動を起こせるようにするために，聞くスキル，承認のスキル，質問のスキルをタイミングよく使うことを勧める。そのコーチング技法にはさまざまな取り入れ方がある。

①経験の少ない人の場合

　「どのような看護師になりたいと思っているの？」と自分の夢や理想を描かせる。「信頼される看護師になりたい」と言えば，「じゃー，信頼される看護師ってどのような人？」「あなたはどのような人なら信頼できるの？」「その中で頑張ってやってみようと思うことは何かある？」「どのようなことならできるかしら？」と，相手が自分で答えを見つけられるような質問を投げかける。「1年後にはどこまでやれたらよいと思いますか？」「誰か一緒にやってくれる人はいますか？」「誰のサポートがほしいですか？」「私にお手伝いしてほしいことがありますか？」と，サポートする姿勢でいることを伝える。

②目標を低く出してくる人の場合

　「なぜこの目標を決めましたか？」と問いかける。「あなたのレベルではここまでやってほしいのよ」と，こちらの期待することをいう。本人がやりたいことと，こちらがやってほしいことの間のギャップをはっきりさせ，そのギャップを埋める方法を2人で考える。「私はあなたにここまでやってほしいと思っている。あなたはここまでしかできないという。じゃあ2人でこのギャップを埋める工夫を考えませんか？」と気持ちをゆさぶる。

　ギャップが大きい時は一度に埋めるのが難しく，双方の歩み寄りが必要である。「私が期待しているのはこういうことだけど，その中でどのようなことならできますか？」と選択肢で考えさせることも必要になる。「私からの提案だけど，このようなことにチャレンジしてみる気はありますか？」と提案してみるのもよい。

　「どこまでならできるかしら？」と相手に考えるチャンスを与える。「どのようなサポートがあればできますか？」「どのような条件があればできますか？」「誰からサポートしてほしいですか？」「協力をしてくれる人はいますか？」と質問を投げかける。周囲からのサポートが得られるとわかれば，適切な目標が出せるようになる。「あなたはもう十分経

験があるのだから，その目標ではだめよ。この目標でやりなさい」と指示命令をしてしまうと，本人は「やらされた」という気持ちになる。あくまでも本人が意思決定できるようにコーチングスキルを使う。

③目標をはっきり持っている人の場合

「なぜその目標にしたのですか？」「ゴールははっきり決まっていますか？」「いつから始めますか？」と確認のスキルを使う。その人が3年後にどうなるか，1年後にはどこまで進むのか，そのために何をするかを，コーチングスキルを意識しながらよく話し合うことを勧めたい。

④目標は出しているが前向きな姿勢が見えない場合

「1ヵ月後にどこまでやれたか報告してもらえますか？」と約束し，途中報告を受けるのも一つの方法である。「報告をしてください」は指示命令になる。「報告をしてもらえますか？」と意思を確認する。1ヵ月が過ぎても報告がない場合は「報告を受けましょうか」と催促をする。報告がないからと放任するのは責任の放棄になる。

⑤本人が目標を決めかねている場合の質問例

- あなたは周囲からどのような看護師と言われたいですか。
- あなたが今一番やりたいことは何ですか。
- それができるようになれば，あなたはどのような看護師になると思いますか。
- あなたが今一番伸ばしたいスキルは何ですか。
- 新任の主任として，最初に把握する必要があるのはどのようなことですか。
- 主任の役割はどのようなことだと思いますか。
- その中であなたは何を優先したいですか。
- 新人看護師が半年後に，どこまでできるようになればよいとあなたは思っていますか。

本人のやりたいことが，その人のキャリアに合っているか，それは自院の看護のレベルアップと本人のレベルアップにつながるか，ケアの質向上につながるかに視点をおき，この人の成長をサポートさせてもらおうと思えば，目標面接が楽しくなる。

面接はする方もされる方も多少の緊張はするものである。適度な緊張の中でお互いの信頼関係を築くチャンスでもあり，ステップアップを確認するチャンスでもある。面接を終えた後に，面接者自身がさわやかな達成感を味わうことができれば効果的な目標ができたといえる。

引用・参考文献
1）本間正人訳，トム・ピーターズ著：入門ビジネスコーチング，PHP研究所，1995.
2）野津浩嗣：平成15年3月，日総研研修資料より.
3）榎本英剛：部下を伸ばすコーチング，PHP研究所，2002.
4）伊藤守：あなたの管理スタイルを変えるコーチングスキル，看護部長通信，Vol.1, No.2, 2003.

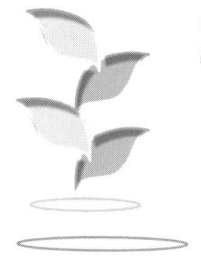

2．面接の実際
～初回・中間・最終

　目標管理は個人のやる気を引き出し，持っている力が発揮できるようにサポートするのが目的である。課長が良きアドバイザーであり，良きサポーターでなければならない。そのために目標面接が一番重要なポイントとなる。目標面接は，計画的に，時間と場所を確保して，スタッフの一人ひとりと真剣に向き合って行うことが原則である。事前に面接計画を立て，本人に面接日を知らせ，双方が面接のための準備をし，落ち着いて話し合いができる場所を確保して臨むのが基本である。

　勤務表を見て面接日を割り振りし，本人も周囲の人も面接が業務の一環と考えて，業務調整をして面接に臨む雰囲気をつくることが成功の鍵といえる。計画性がなく場あたり的にやっていると，途中で尻切れトンボになる。面接を受けなかったスタッフは，自分が無視されたと思い不公平感を感じてやる気にも影響する。

　課長は普通の病棟で24～25人，多いところでは40人のスタッフを抱えている。その一人ひとりと向き合って面接をするためには，その準備も含めて大変なエネルギーを使うことになるが，面接の仕方でスタッフの成長はもちろん，そこで提供されるケアの質が違ってくることを認識し，面接スキルを磨かなければならない。

面接の要点

　面接は年3回行うのが原則である。初回の面接は目標設定時の4月，2回目は中間評価時の9～10月，3回目は最終評価の2～3月である。

初回の面接の要点
（1）個人の目標が看護部の方針や所属目標に沿っているか。
（2）目標の高さは個人のキャリアに適合しているか。
（3）目標が具体的で客観的に評価できるものであるか。

（4）方法やスケジュールに問題はないか。

　4月の面接では，目標の挙げ方に注目する。目標は個人個人が思い思いの目標を挙げればよいというものではない。所属の目標につながっているかをみるのが1つ目のポイントである。

　2つ目のポイントは，その人のキャリアに適合しているかどうかである。キャリアを積めば積むほど難易度の高い目標にチャレンジすることになる。個人の目標は，本人が主体で本人の意思を尊重するが，本人のいうままでよいということにはならない。内容が不十分な目標を挙げている人には修正を促すことも必要である。

　3つ目のポイントは，評価できる目標になっているかである。「ここまでできたらよし」とする評価基準を明確にしておかないと達成感につながらない。

　4つ目のポイントは，方法が具体的に示せているかである。目標達成につながる方法であるか，スケジュールに無理はないかをみる。

　目標が高い時や難しい目標にチャレンジさせる時はペアを組ませるのもよい。一人では「できません」と投げ出す人も，ペアを組むことで相手にも少しは気を使って，わがままも抑えながら協調する姿勢が養える。

中間の面接の要点（9～10月に行う）

（1）目標の達成状況はどうか
（2）達成過程でどのような工夫や努力をしているか
（3）評価した根拠は何か

　中間の面接では課長が面接日を設定し，事前に本人が達成状況と自己評価を記入して課長に提出する。2人で目標管理シートを見ながら30分～1時間程度の時間をかけて対話型の面接をする。4月に立てた目標の進捗状況，取り組みのプロセスや評価の理由など，本人の言い分をよく聞くことから始める。うまくいったことや苦労したことを本人が自由に発言できる雰囲気をつくる。困っていることはないか，行き詰まっていないかなどを本人の言葉や表情からくみ取り，この計画のままでいけるのか，修正した方がよいのかの意見をすり合わせる。周囲の状況の変化や本人の気持ちの変化にも配慮し，最終ゴールを目指せるようにサポートする。

最終の面接の要点（2～3月に行う）

（1）目標の達成度はどうであったか
（2）達成過程でどのような工夫や努力をしたか
（3）評価した根拠は何か

　最終面接では，1年間の達成状況を振り返り，達成できたことと達成できなかったこと

第2章　個人目標管理における
　　　　面接・スタッフ指導の進め方

を確認する。そのプロセスで何が達成につながったのか，達成できなかった要因は何かを本人が素直に話せるように誘導する。自己成長できたと感じたのはどの時か，キャリアの発展に向けて進んでいるのかなど，プロセスを振り返り，今後につながるように働きかける。プロセスを振り返ることで，何が動機づけになり，何が自分を奮い立たせ，どのような行動が自己成長につながるかを認識することができる。

　自己評価についても，なぜその評価にしたのかを本人の考えをよく聞く。自己評価と課長評価が違う時は，お互いになぜその評価にしたのかについて十分な意見交換をする。特に本人の評価より課長評価の方が低い時は，本人のやる気を損なわないように，課長の考えを確実に伝え納得するように話し合う。本人の平素の行動を見て，褒めるところは褒め，励ますところは励まし，考え方や行動を変えてほしいことがあればそれも伝える。

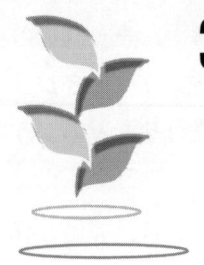

3．面接のための準備
～フィードバックメモの活用

面接をする前の準備として，フィードバックメモ（**資料1**）を用意することを勧める。
①導入部
　面接の始まりの導入部はねぎらいの言葉から始める。苦労させた事実やフォローが足りなかったことがあれば，そのことをきちんと謝る。「私の配慮が足りなくて申しわけなかった」ということを言葉で伝える。そうすることでお互いの緊張感を和らげることができる。
②褒める点
　次に褒める点をいう。コーチングの承認のスキルを思い出していただきたい。「よく頑張ったね」だけではなく，「誰々さんがあなたのことを褒めていたよ。私もうれしかったわ」と実際の具体例を出して褒める。「あなたの評価が上がることは私もうれしい」ということを伝える。

　あまり頑張っていなくて，褒めるところがない人の場合はどうするかであるが，どんな人にも必ず良いところはある。他人と比べるのではなく，その人が個人として少しでも成長があれば，そこを褒める。

　目標管理は相対評価でなく絶対評価が原則である。どう考えても褒めるところが思い当たらない人には，「あなたが人に自慢できるところは何ですか？」「あなたの強みはどのようなことですか？」と質問してみてはどうだろう。「あなた自身が特に気をつけているところはありますか？」などを問いかけることによって自分で答えを見つけるのである。その時は出なくても自分で意識するようになる。
③注意する点
　「あなたにもっと成長してほしいので，2～3の注意をしますがいいですか？」と了解をとり，注意する点を事実に基づいて具体的に話す。了解をとることを忘れてはならない。了解をとることで相手が聞く姿勢になる。「あなたが次のステップに上がれるように私も力になりたい」ということも伝える。「あなた一人を責めているのではない。私もサポー

第2章　個人目標管理における
　　　　面接・スタッフ指導の進め方

資料1　育成面接（フィードバック）メモ

被面接者		面接者	
フィードバックのポイント		育成プラン	
導入部		◆育成目標	
褒める点		◆方法 　◇OJT	
注意する点		◇OffJT 　◇SD	
育成点		◇その他	
エンディング			

楠田丘, 斎藤清一：看護職の人材育成と人事考課のすすめ方, P.194, 経営書院, 2001.

トが足りなかった」ということを伝える。

④育成点

「組織の中で『さすが』と言われるように育ってほしい。そのためには，こういうところをこのようにしてみたらどうですか？」と，その人の成長への願いを込めて期待することをいう。「あなたにはここまで期待している」ということを伝える。

⑤育成目標

本人がどうなりたいと思っているのか，どうしたいと思っているのかなど本人の考えを

よく聞く。コーチングの質問スキルを使って相手に考えるチャンスを与える。その人のレベルに合わせて，どうなりたいのかを自分でイメージできるような質問を投げかける。本人が今取り組んでいる目標について具体的に話し合う。

⑥OJT（現場での指導）

「あなたがそうなりたいのであれば，このことについて注意して見せてもらいますがいいですか？」と確認をとる。

⑦OffJT（現場を離れての研修）

「このような研修がありますが参加してみますか？」と，適当な研修があれば勧める。課長が普段からその人の目標や取り組む姿勢をよく見て，この人を何とかサポートしようという気持ちがなければ適切なアドバイスはできない。

⑧SD（自己啓発）

適当な参考図書などを勧める。「この本読んだら？」と言うだけではなく，「感想をいつまでに聞けるかしら？」と意思を確認しておく。

⑨その他

本人の要望があれば聞いておく。個人生活での悩みも聞いておく。

⑩エンディング

「それにしてもあなたはすごい！」と褒める点をもう一度強調する。「一緒に頑張ろう」と激励をする。相手が「応援してもらっているから頑張ろう」という気持ちが持てるようにして面接を締めくくる。

面接のストーリーをイメージしてフィードバックメモを準備することを勧める。相手の話を聞こうと思っていると，よそ道にそれてしまってなかなか進まないこともあるので，適当な場面でこのメモに戻って，褒めるところはきちんと褒め，注意をするところはきちんと注意し，励ますところはきちんと励ますことが大切である。

これは自分のメモで，人に見せるものではない。きれいに書く必要はない。気軽な箇条書き程度で十分である。ただし，自分の手元に残して次の面接の参考にするとよい。

引用・参考文献
1) 楠田丘，斎藤清一：看護職の人材育成と人事考課のすすめ方，P.194, 経営書院, 2001.

4. 面接の進め方
～事例を通して

課長　市原和江

　ここでは，実際に面接事例を通してこれまで説明した面接の進め方を振り返りたい。

　この事例のA看護師は卒後3年目で，周囲の支援を得ながら確実に成長している人である。特に目立つわけではないが，まじめにコツコツと知識・技術を身に着け，患者からも同僚からも良い評価を得ている。課長は，さらに成長してほしいとの願いを込めて，2年目の最終面接の際にすでに3年目としての課題を与えている。2年目に先輩看護師と共にプリセプターのサブの役割を担わせることで，新人の指導を体験させ，段階的にステップアップさせることを考えてかかわっている。

　中間面接では，フィードバックメモで面接の準備をし，褒めるところは褒める，注意をするところは注意をするというメリハリをつけた面接をしているところに注目していただきたい。この事例で用いたフィードバックメモは**資料2**のとおりである。

1）A看護師（卒後3年目）の背景

市原和江

　脳神経外科病棟に新卒で配属され現在に至る。院内の卒後3年目研修生であり，研修では自主研修企画・実施に積極的に取り組んでいる。所属ではおとなしく，あまり目立つ性格ではないが，コツコツと努力するタイプであり，後輩指導など与えられた役割は自分なりの工夫で一生懸命に取り組んでいる。

2）自己目標管理シートの記入例

　資料2参照。

資料2　面接事例

自己目標管理シート（スタッフ用）　　平成14年度

所属　〇〇病棟	氏名　A看護師（卒後3年目）
＜目標＞（達成すべきゴール）	＜具体的実施計画＞（方法・いつ・何を・どうするのか・工夫）
1．リーダーの役割が理解でき，リーダーシップが発揮できる	1）チームリーダーチェックリストに準ずる。後期に向けて→ ①16時までにメンバーからの申し受けを終え，全患者をラウンドする ②メンバーに頼める処置は依頼し，遅く出た指示は受けない ③メンバーの動きを把握するため業務の進行状況を尋ねる
2．1年目看護師がスタッフの一員として日常業務が行えるように指導する	1）月1回，新人と話し合いの場を持ち，現状を把握する 2）月1回，主任看護師と話し合いの場を持ち，今後の指導方法を決める 3）チーム会で新人の現状を報告し，今後の指導方法を伝え，統一した指導ができるようにする 4）プリセプター看護師チェックリストに準ずる。自己評価・他者評価をする（9月・2月）
最終自己評価　9月18日　　5　④　3　2　1	課長評価　10月30日　　5　④　3　2　1
＜達成状況＞ 1→達成度41％，申し受けがいつもギリギリになってしまい，患者のラウンド・業務調整がうまくできない。メンバーの動きが把握できない 2→達成度，自己67％　他者81％　チーム会で指導方法を伝えることで統一した指導ができた　指導後の反応を確認できなかった	目標1．に対しては，チェックリストを通して不十分な点が明確にできたと思います。その中から後半はどの点について，どのように取り組んでいくのかを具体的に計画してください 目標2．については，プリセプターとしての役割を十分に理解し頑張っていると思います 後半もこの調子で頑張ってくださいね
最終自己評価　1月30日　　5　④　3　2　1	課長評価　2月6日　　5　④　3　2　1
＜達成状況＞ 1→達成度80％，申し受けの時間はほとんど守れる。ラウンドを多くしたり，ケアに参加することでメンバーの動きを把握することができた。遅く出た指示も緊急の場合は受けてしまった 2→達成度，自己78％　他者74％で未経験項目に対して十分に支援できなかった	目標1．については，後半リーダー業務・役割がほぼできていたと思います。今後は自己の業務調整をすることが課題だと思いますので努力してください 目標2．については，プリセプターの役割は自信を持って実施していたと思います。1年目の達成状況に関しては少し不満はありますが，今後チーム内での育成でフォローしてほしいと思います。次年度の活躍に期待しています
自己の新たな課題	
日々のリーダー業務において，緊急時・急変時に全体を把握し，適切な指示ができるように努力する	

| 5　できた
（81％以上） | 4　だいたいできた
（80〜61％） | 3　半分できた
（60〜41％） | 2　あまりできなかった
（40〜21％） | 1　できなかった
（20％以下） |

第2章 個人目標管理における面接・スタッフ指導の進め方

資料2の続き

1. 過去1年間で所属に最も貢献できたと思うことを具体的に記述してください	2. 自己PR（得意とするものや長所など何でもよい）
昨年度はプリセプターの役割をもらって，自分なりに役割を果たせるように頑張りました。力不足なところが多くあり，ほかのスタッフに支えられ，なんとか1年を乗り切ったように思います。昨年度の反省点や良かった点を振り返り，今年度も頑張ろうと思います	今年度からリーダー業務を行うため，今まで以上に病棟内において視野を広げ，いろいろなことに関心を持って頑張りたいです

執務態度目標（情意目標）・自己啓発			前期評価		後期評価	
5. できた 4. だいたいできた 3. 半分できた 2. あまりできなかった 1. できなかった			自己	課長	自己	課長
執務態度（情意面）	規律性	就業規則や職場のルールを守り秩序の維持に努める	4	5	4	5
		身だしなみ・言葉づかいをきちんとする	5	5	5	5
		報告・連絡・伝達などをきちんとする	5	5	5	5
	積極性	必要な知識・技術を常に習得しようと努力する	4	5	4	4
		言われたことしかやらないのではなく，期待以上にやろうとする	4	5	4	4
		良いと思ったことは進んで実行する	4	5	5	4
	協調性	組織の中で自分の位置や立場を理解しふさわしい行動をとる	4	5	5	5
		全体のことを考え，他人の仕事でも自発的に手伝う	4	5	4	5
		陰日なたなく骨身を惜しまない	4	5	4	5
	責任性	与えられた仕事は責任を持って最後までやり遂げる	4	5	5	5
		困難な状況においても自己の最善を尽くそうとする	4	5	5	5
		仕事の経過や結果を確実に報告している	5	5	5	5
	自制心	患者さまや家族の前で感情がコントロールできている	4	5	5	5
		いやなことや困難な状況でも忍耐強く物事を受けとめている	3	5	4	5
自己啓発	共感性	患者さまの話に耳を傾け，思いやりの態度で接している	4	5	4	5
		患者さまを受容し心を通わせる看護が提供できている	3	5	4	5
	管理	患者さまの安全を考え，常に事故防止に向けて行動している	5	5	5	5
		時間内に仕事を計画的に実践し，時間管理が上手にできている	2	4	3	4
		経済的側面に注意を払い無駄を省く努力をしている	4	5	4	5
		所属やチームの目標を知り，目標達成に向けて活動している	3	5	3	4
	教育	意欲的な自己目標を設定し取り組んでいる	4	4	4	4
		キャリア開発に向けて課題・目標を明確にして取り組んでいる	3	4	3	3
		積極的に院外・院内の研修に参加している	3	4	2	2
		研修参加だけでなく，学んだことを看護実践に生かしている	4	4	3	3

資料2の続き

育成面接（フィードバック）メモ

被面接者	A看護師	面接者	市原和江

	フィードバックメモのポイント	育成プラン
導入部	3年目になり，リーダー業務を通して自分自身の行動に自信が持てるようになった気がしますが，どうですか？ また後輩育成に関してもプリセプター2年目で教育的な立場で，役割も十分に意識しているように思いますが……	◆育成目標 将来的には緩和ケアに取り組みたいと考えている（本人の考え） そうであれば，今からかかわっていく症例での自分の看護の振り返りが大切だと思います。事例にまとめるトレーニングを続けてほしい ◆方法
褒める点	何事にも努力し，まじめに取り組んでいる姿はとてもうれしく感じています 患者・家族への対応も丁寧で，誠意も感じられるマナーだと思います 患者の目線に立って，日々対応されていますし，行動の振り返りも気をつけてしていると思います	◇OJT（現場での指導） リーダー業務を実施している中で問題と感じるところは，主任に指導をしてもらいますが，いいですか？
注意する点	業務上の自分自身の時間管理に問題を感じていますが，どうですか？ リーダー業務も慣れるまでは時間がかかりますが，メンバーに委譲できることまで取り込むのはよくないと感じます。メンバーにはベテランや新人もいますが，全体を見ての業務のバランスを考えた行動がリーダーシップには必要です	◇OffJT（現場を離れての研修） 緩和ケアに関する研修会には，自分でも情報を集めて参加してください 院内でも緩和ケアに関する研修会も企画されると思いますので，ぜひ参加してほしい ◇困っている点 リーダーになると時間に追われて十分な看護ができないのではないかと不安 メンバーの動きがわからない（どう把握したらよいか？） →メンバーに声かけをして聞いてはどうか？
育成点	3年目の研修を通して学んだことが，現場でのリーダーシップに生かせることを期待しています 2年目のプリセプターの役割は，昨年やってきたことを生かし，後輩を育成することで自分の自信につながってほしいと願っています	◇その他
エンディング	上半期のリーダー業務を経験する中で，自分の弱い部分が明確になったと思うので，後半の行動に期待している。時間管理も自分を能力評価される要素であることを意識してほしい →時間管理については自分でも課題であることは理解できている。具体的にどのようにしていくのか（実際の動き）を後半に向けて考えていくつもり	

3）面接・指導の実際

(1) 初回（目標設定時）の面接
面接ポイント
① 個人の目標が看護部の方針や所属の目標に沿っているか
② 目標の高さは個人のキャリアに適当なのか
③ 目標が具体的で，客観的に評価できるか
④ 実施計画の方法やスケジュールに問題はないのか

　目標設定については，目標1は「リーダーの役割が理解でき，リーダーシップが発揮できる」としている。院内卒後教育計画の3年目研修目標の一つでもあり，3年目にとってはリーダー業務を通しリーダーシップを発揮することは大きな課題と感じ，目標に挙げている。

　目標2は「1年目看護師がスタッフの一員として，日常業務が行えるように指導する」としている。この目標は昨年に先輩看護師と一緒にプリセプターとして後輩指導を経験した。そこで今年度は，その経験を生かしてプリセプターとして，計画プログラムの作成およびOJTによる指導を含めた役割を担ってほしいことを，昨年度の最終面接で伝えたことが目標につながっている。

　目標はあくまでも本人が主体であり，本人の思いや考えを尊重し意欲が引き出せるように設定することが必要である。この事例は3年目として所属でのポジション・役割を意識し，自分が所属でリーダーの役割が果たせること，プリセプターとして後輩を育成することで，自己成長につながることを十分に理解しているので，この目標でいくことを支持した。

　卒後教育計画段階にある研修対象者は，それぞれの段階をきちんと自覚し，一つひとつクリアしていくことが大切である。このことが今後の自己のキャリア開発へつながることを面接者自身が頭に置き，面接することが必要である。目標設定は自己の課題とできるだけリンクさせることで目標達成がしやすく，また達成できた時の充実感を経験することが，次の目標達成へのやる気につながると考える。

　具体的計画内容も「月1回，新人や主任と話し合いの場を持つ」「9月，2月に自己評価，他者評価をする」など，方法・いつ・何を・どうするかを計画に入れている。またチームリーダーチェックリストから自分が特に気をつけ，実行していく項目を挙げている。それにできるだけ実施内容・期間を明確にすることで中間・最終の評価がしやすくなるので，この初回面接でどれだけ具体的な計画になるようにアドバイスできるかがポイントになる。

（2）中間（中間評価時）の面接
面接のポイント
① 目標達成状況，このまま後半に向け計画どおりでよいのか。この時点で修正が必要であれば再度話し合う
② 評価した根拠は何か。本人・課長のそれぞれの立場での評価した根拠を伝える

　目標1の達成度を41％としているが，これは看護部教育委員会作成の3年目研修のリーダーチェックリストを使用して評価している。評価は，自己あるいは他者が共通した評価指標を用いることで，お互いが客観的に数値化できる点では効果的である。この結果を基に後半に向け，取り組むべき具体的実施計画①〜③を本人自身が追加している。「この時間までにメンバーから申し送りを受ければ，情報を持って患者ラウンドができる」ということを実行しなければならない。リーダーとしてメンバーがこのことを実行できるように，意識して声かけを実践するなど具体的なアドバイスも含め，面接時にお互いに確認することが必要である。

　目標2の達成度は自己67％であった。主任の他者評価は81％とかなり高い評価となっている。評価方法も主任との面接形式で行い，その際に評価した理由を主任に伝えている。

　中間面接では達成状況をきちんと評価し，後半に向けこのままの取り組みで目標達成が可能なのかどうかを話し合い，不明な点はお互いに確認し，修正する必要がある。この事例は中間までの結果を踏まえ，後半の取り組みを具体的にできている点ではこのまま計画どおりに進めてよいといえるので，そのことを伝えた。評価も事前に主任から情報を得ることで，他者（主任）評価の具体的な内容を確認することができ，面接時に課長の評価としても本人にフィードバックすることができる。

（3）最終（最終評価時）の面接
面接ポイント
① 目標達成状況および自己評価した根拠，過程の中でどのような工夫や努力があったか
② 取り組み目標によっては，今後に向けた課題は何か

　目標1の達成度が80％で申し受け時間がほぼ守れ，ラウンドやケアを通してメンバーの動きを把握できるようになっている。

　目標2の達成度も自己評価は78％と中間評価時より良くはなっているが，1年目看護師の未経験項目の習得に対し十分に支援できなかったと評価している。

　最終面接ではこの1年，スタッフ自身が目標の取り組みに対して「だいたいできた」と自己評価し，達成感も感じている。後半はリーダーの業務・役割も自信を持って実施でき

ていたので，よく頑張っていると褒めた。しかしA看護師自身の時間管理が十分にできていないので，自己の業務調整が今後の課題である。この点については本人も理解はしていたが，課長の評価としても伝えた。またプリセプターの役割についても，1年目看護師に十分かかわっていたと評価できること，未経験項目などを含め今後もチーム内でフォロー・育成に期待していることを伝えた。課長として評価したことを相手にきちんと言葉で伝えることが重要なポイントである。このことが今後の取り組みに対するスタッフのやる気につながる。

面接場面では自分の主観的な見方だけではなく，スタッフの平素の行動を観察し，主任や同僚などからも必要な情報を集め，それをセレクトしながら自分の言葉で伝えることが大切である。

第3章

目標管理・面接事例集

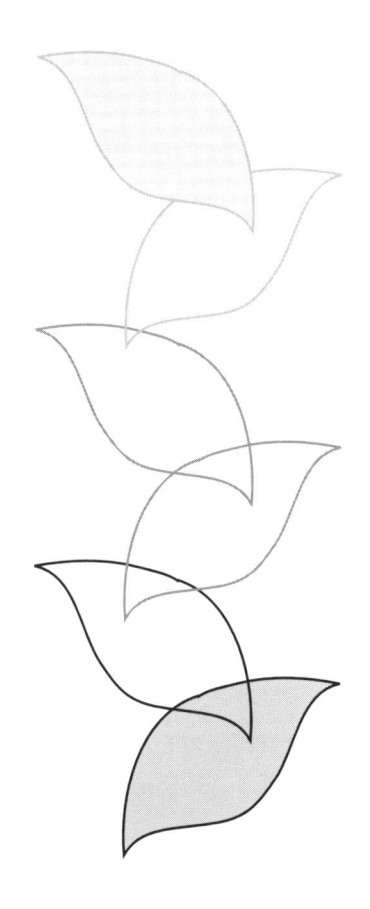

事例 1
卒後38年目のベテラン准看護師の やりがいを支援した面接

課長　桃塚朱美

1．A准看護師の背景（卒後38年目）

　卒後38年目で中央手術室・中央滅菌材料室勤務の准看護師で，中央手術室勤務10年目のベテランである。所属での役割として用度物品の請求と物品管理に携わっている。

　ダイヤモンド研修生であり，所属においては影響力が大きい。手術室の経験年数が長く熟練したスキルを持っており，直接介助の機械の扱い方や整理のタイミングなどは素晴らしいものがある。理論には弱いがこうすれば早くできるというような体で覚えたことはうまく伝えられていて，所属の母親的役割を果たしている。皆と協調しながら，ダイヤモンド研修生としての役割を果たすべく努力して看護実践に当たっている。

2．自己目標管理シートの記入例

　次ページ参照。

3．面接・指導の実際
1）初回面接

　目標設定については，目標1は「物品を効率的に使用するために，各所属の定数を見直す」としている。このことは，中材のサブリーダーとしての役割達成と，無駄のない効率的な業務を目指すための取り組みである。中材チームとして，所属から未使用物品が返納されたり，返納されているものでもすぐに臨時物品として請求されるなど，効率良く物品管理が行えないことと，実際に稼働している数がはっきりしないために，物品の定数見直しを目標に挙げて取り組もうとしたのである。

　中材メンバーのみでは，各所属への月1回の定数確認の点検には無理があるので，スタッフ全員に協力を求めて各自が一部署を責任を持って行うように指導した。

　目標2は「診療材料の定数を見直し，適切な在庫管理を行う」としている。このことは院内のダイヤモンド研修の中で経済効果を考える必要性を強く感じ，今の自分が注意すれ

第3章 目標管理・面接事例集

自己目標管理シート（スタッフ用）　　　　　　　　　　　　　　　　　　　　　　平成14年度

所属　中央手術・滅菌材料室	氏名　A准看護師（ダイヤモンド研修生）
＜目標＞（達成すべきゴール）	＜具体的実施計画＞（方法・いつ・何を・どうするのか・工夫）
1　物品を効率的に使用するために，各所属の定数を見直す	・返納物品を調べ，請求数と使用数の合わないもののリストを作成する→6月まで ・新定数表を作成→7月 ・定数チェックを月1回行う ・新定数表を評価する→2月
2　診療材料の定数を見直し，適切な在庫管理を行う	・在庫を少なくする→最小の数とする→9月まで ・定数をハッキリ明示し，金額を入れる→9月まで ・評価→2月

中間自己評価　　月　　日　5　4　③　2　1	課長評価　　月　　日　5　4　③　2　1
＜達成状況＞ 　目標1に対しては，返納の数を調べ，おかしいものについては病棟に尋ね，新しい定数表が作成できた。定数チェックは月1回としているが，手術が忙しかったり，なかなか行ってくれない人もあったが，声かけすることでできてきた 　目標2に対しては，定数を少なくして様子をみるが，ほとんどの物品に対して足りているので量を減らし，少なくなれば早めにいってもらうように，皆に働きかける 　目標達成に向けて，半分ほどできたと思う	確実に定数チェックを行うことで，物の管理もでき，何がどこにあるかも把握しやすくなり，良い結果につながると思う。声かけすることで全員が取り組みやすく，チームワークに表れると思う 　用度請求は大変だと思うが，定数をハッキリさせることは，準備する上でも足らないもの，ないものなどが早目にわかり，余裕を持って準備でき，無駄のない動きにつながると思う。今後も無駄のない用度物品の請求に努力してほしい

最終自己評価　　月　　日　5　④　3　2　1	課長評価　　月　　日　5　④　3　2　1
＜達成状況＞ 　目標1に対しては，新しい定数表も完成し，定数チェックも全員が協力してくれるようになった。確実に毎日できていないところもあるので，次年度も声かけをして，毎日できるようにしていきたい 　目標2に対しては，請求はなるべく少なくして，特に問題はなかったと思う。少し気を付けることで，ここまで在庫が少なくなることにびっくりした。皆もこうすればよいといろいろと考えてくれるようになったので，私としては，達成感が大きい	目標1は，新しい定数表になり，病棟も巻き込む形で定数管理ができ，中材の物品は皆のものであるというイメージにつながったと思う。忙しい中でも定数チェックに行くことで，病棟との関係も良くなったと思うので，今後もがんばってほしい 　目標2は，大棚在庫も少なくなり，日切れができないように，収納にも気をつけられてきている。整理整頓することで，業務もスムーズに流れる。必要数を守ることは大変だと思うが，今後は全員に働きかけをしてほしい

＜自己の新たな課題＞	

5　できた（81％以上）　　4　だいたいできた（80〜61％）　　3　半分できた（60〜41％）　　2　あまりできなかった（40〜21％）　　1　できなかった（20％以下）

ば少しでも貢献できると考えたためである。診療材料の定数の見直しは，手術室，中材共に数多くの種類の診療材料を保管していることから，在庫を少なくして適切な物品管理を行うために，必要なことであるので頑張ってほしいと伝えた。また，皆にコスト意識を持ってもらうために，一つひとつの金額を示せばどうかとアドバイスした。

2）中間面接

　目標1は，スタッフに協力を求めて各所属の定数点検が，月1回確実に行えるようになった。病棟の定数も3月より新定数で稼働することを検討した。今後は病棟側の補助員に協力をしてもらって，病棟の定数確認と中材の確認とを合わせるようにして，時間短縮を図ってみるように話し合った。

　目標2は，金額を示すことで皆の意識が変わったように思うということであった。手術で準備したもので使用しなかった物品を書き出すことで無駄をなくすようにという新しい試みの意見もあり，効果は上がりつつあるので焦らずに慎重に進めていくように指導した。

3）最終面接

　目標1は，病棟側にも協力を求め，新定数で稼働して，特に問題なく定数点検もでき，中材の中も整理整頓されてきたことで目標は達成できたと評価できる。

　全員が協力できたことも，チームワークが円滑に作動し始めたのではないかと考える。中材チームの一員としての役割を持ち，目標達成できたことは十分評価でき，ダイヤモンド生としてベテランの役割を認識し，「所属にとって必要な人」として，今後も頑張ってほしいことを伝えた。

　目標2は，無駄になったものを書き出すことで，各自が注意すれば無駄がなくなり，少しでも経済効果が出るという意識が持てたことは評価できる。

　金額を示すことで「こんなに高いのか，大事にしなければ」と思う気持ちになった。また，不必要なものを置かないことで物品の整理整頓ができ，緊急時も早く必要物品が準備できるようになったなどの効果も考えて，課長としてAを評価した。

第 3 章　目標管理・面接事例集

この面接へのコメント

看護ケアの向上も意識した目標を立てましょう

　A准看護師は，中央手術室，滅菌材料室に長く在籍しており，技術的なことではスタッフのモデル的存在である。准看護師ということで，積極的にものごとにチャレンジするというより，与えられた日々の業務をこなすことにとどまっていた彼女のやる気を引き出し，上手にサポートしたことは評価したい。

初回面接時：スタッフ全員に協力を求めることと，コスト意識を持つために値段を表示することをアドバイスしている。

中間面接時：順調に目標達成に向かっていることを認め，焦らず慎重にとサポートしている。

最終面接時：課長は目標が達成できたことを評価し，本人も達成感を感じたと述べており，以前にも増して存在価値が認められたことに両者とも満足を感じている。

　ただ，個人目標は，患者満足の向上と，専門性を高めることに焦点を当てることにしている。1，2の目標がどのように患者満足の向上と専門性を高めることにつながるかを，本人が自覚できるようにしなければならない。業務改善をすることで，患者への影響と，准看護師として継続的にキャリアを発展させることとのつながりを意識できるように支援してもらいたい。業務の効率化だけが優先できればよいというわけではないので，看護の視点を外さなようにしてもらいたい。

事例 2
スタッフのキャリア開発を支援した面接

課長　辻郷昌美

1. B看護師の背景（卒後8年目）

　卒後8年目，当病棟（外科）に異動し4年になる。何事にもまじめにコツコツと取り組み，時間はかかるが，最後まできちんとできる。スタッフや患者からの評価も良い。しかし，仕事を一人で背負い込むところがあり，日々のリーダー業務を行っても，メンバーに委譲することができない。そのため自分の仕事が後になり終了時間が一人遅くなる時がある。自分でもその点はよくわかっているが，なかなか改善できない。今年度はチームのサブリーダーの役割を担っている。引っ張っていくタイプではないが，穏やかで前向きな仕事ぶりからメンバーからの信頼は厚い。チームリーダーとのコミュニケーションもよくとれている。次年度は，チームリーダーの役割を担ってもらう予定であり，本人も自覚している。看護実践モデルとなり，後輩への指導もできている。

2. 自己目標管理シートの記入例

　次ページ参照。

3. 面接・指導の実際
1）初回面接

　目標1は「フィジカルアセスメントの知識を深め，スタッフへ伝達講習ができる」としている。この目標に対しては，看護部教育委員会主催のフィジカルアセスメントの研修に，自発的に参加したいと申し出があり，参加して得た知識を所属に還元しようとの思いで目標設定している。所属での伝達講習時には，全員参加できるようにスタッフに働きかけてほしいと伝えた。

　目標2の「ターミナルケアの研修会に参加し，知識を深めることができる」についてはB自身，キャリアアップとして昨年度から目標として取り組んでいる。ターミナルケアの研修会は，あらゆるところで開催されているが，1～2日の短い研修ではなく少しまとまっ

第3章 目標管理・面接事例集

自己目標管理シート（スタッフ用）　　　　　　　　　　　　　　　　　　　　　　平成14年度

所属　〇〇病棟	氏名　B看護師（ルビー研修生）
＜目標＞（達成すべきゴール）	＜具体的実施計画＞（方法・いつ・何を・どうするのか・工夫）
1. フィジカルアセスメントの知識を深め，スタッフへ伝達講習ができる	・院内で行われるフィジカルアセスメントの講習を受け，学んだことを〇〇さんと一緒にスタッフに伝達する（伝達講習会は3回する。1回につき2回同じことをし計6回開催する） ・フィジカルアセスメントの知識を意識しながら患者へケアを行う
2. ターミナルケアの研修会に参加し，知識を深めることができる	・緩和ケア養成研修や勉強会にできるだけ参加し，知識を深める ・ターミナルの患者さまの事例を1例まとめる

中間自己評価　9月14日　5　4　3　②　1	課長評価　9月26日　5　4　③　2　1
＜達成状況＞	
1について 　現在，1回目の伝達は終了し，2回目の勉強会を計画している。自分の勉強不足と，指導の難しさを感じているがスタッフも参加するまでは，あまり積極的でなかったが伝達講習会では，一生懸命聞いてもらえうれしい。患者ケアにはあまり生かせていない	1について 　課長評価の時点で，伝達講習会はすべて終了しています。伝達講習会の企画は大変だったと思いますが，同じことを2回行うことで，病棟スタッフもほぼ全員参加することができました。患者ケアに生かすことについては，今後の課題と思います
2について 　知識不足で自信がなく，ターミナルの患者さまに深くかかわれていないと思う。今後研修会に参加し知識を深めていきたい	2について 　日本看護協会主催の緩和ケアナース養成研修への参加申し込みのためにも，事例をまとめていってください。雑誌などの年間購読により，知識を深めることも一つの方法です

最終自己評価　1月25日　5　4　③　2　1	課長評価　2月24日　5　④　3　2　1
＜達成状況＞	
1について 　伝達講習会で自分たちが習得したことは，スタッフにアピールできたと思う。今は満足感でいっぱいだが，今後活用していくためには，何か行動を起こさなければダメですね	1について 　スタッフへの伝達はきちんとできました。病棟スタッフ数人ではありますが，患者ケアに生かせている人もいます。今年だけで終わらせるのではなく，次年度につなげていってほしいと思います
2について 　研修会のチャンスを逃してしまい，今年はあまり成果としてはない	2について 　研修会に参加できなかったことは残念でしたね。再度次年度チャレンジしてほしいと思います。ターミナルの患者さまへのかかわりはきちんとできており，事例もまとめることができました。自信を持ってください

＜自己の新たな課題＞
ターミナルケアの知識を深め看護に生かす

5 できた （81％以上）	4 だいたいできた （80～61％）	3 半分できた （60～41％）	2 あまりできなかった （40～21％）	1 できなかった （20％以下）

た研修にじっくり参加してみるのもよいのではないだろうか。例えば、日本看護協会主催の緩和ケアナース養成研修への参加はどうかとアドバイスした。Bは豊かな感性を持っていることから、緩和ケアにじっくり取り組んでほしいということを伝えた。

2）中間面接

　目標1に対しては中間面接の時点で、計画した伝達講習会をすべて終えていた。「伝達講習会の企画運営は大変だったが、伝達することで再度確認でき自分自身の自信につながった」と評価している。伝達講習に参加したスタッフは楽しみながら参加できていた。それはあなたの企画が評価されたからであると彼女の頑張りを褒めた。実際の場面での看護ケアに生かすことが今後の課題であるが、伝達講習を受けたスタッフの中には、看護ケアに生かせている人もあり、それも一つの成果であることを伝えた。

　目標2に対しては、具体的な結果が出ていないが、ターミナルの患者とのかかわりはきちんとできており、後半の課題として、振り返りを行い、次へつなげるためにも、事例をまとめることが必要であることを伝えた。また『ターミナルケア』『がん看護』などの雑誌で知識を深めるのも一つの方法であることを指導した。そのことで『ターミナルケア』の雑誌を購入する予定となった。

3）最終面接

　目標1については、伝達講習会は病棟スタッフのほぼ全員が参加し、中間面接の時点で目標達成でき、B自身達成感を味わうことができた。企画運営は大変だったと思うが、スタッフからも良い評価を受けている。Bも評価しているように今年だけでなく、今後活用していくために次年度の目標につなげていってほしいことを伝えた。フィジカルアセスメントの知識を意識しながら患者ケアを行うという課題については、どのような形で評価するのか初回面接でアドバイスできていなかったと私自身反省している。

　目標2については、緩和ケアナース養成研修に申し込んだが、人数制限で参加できなかったことは残念である。決してBさんの力不足ではなく、参加応募者が多かったためだから、次年度もチャレンジしてほしいことを伝えた。事例については、きちんとまとめることができ、患者からも良い評価を得ている。以上のことから評価は4とした。

第3章 目標管理・面接事例集

> 🌸 この面接へのコメント 🌸
>
> ## 患者満足の向上と，本人のキャリアアップを目指した模範的な事例です
>
> 患者満足の向上と，本人のキャリアアップを目指した模範的な事例である。
>
> **初回面接時**：本人の特徴をよく把握しており適切な面接ができている。将来に期待をかけ，緩和ケアでスキルを磨くことを提案したことで，本人をその気にさせている点がよい。
>
> **中間面接時**：本人の頑張りで周囲に良い影響が出ていることを褒めている。即看護実践に反映できたことも良い結果の表れである。緩和ケアについては，参考図書を勧め，事例をまとめるように指導し，確実に1歩前進するようにアドバイスしているところがよい。
>
> **最終面接時**：本人は自己評価を3としているが，課長は4と評価している。本人の性格が温和で，地味ではあるが周囲を巻き込む力があることを評価している。次年度への課題も提案しており，目標面接の事例として申し分ない。
>
> 緩和ケアナース養成研修に，定員オーバーで参加できなかったことは残念である。課長自身が緩和ケアを自分の強みとしているところもあり，今後もサポートを続けて後輩を育成してほしい。

事例 3
目標達成への意識づけを促した面接

課長　西岡三津代

1．C看護師の背景（卒後2年目）

　新卒で当院へ就職し，脳神経外科，内科病棟へ配属となる。10ヵ月間の勤務経験を経て，ICU・CCU病棟へ勤務異動となり，卒後2年目を迎える。

　自分の考えはきちんと持っているが，言語表現することが苦手で，表面的にはおとなしく，おっとりしているように見える。自己PRは「患者さんから頼られる看護師になりたい。負けず嫌い」と述べている。

　前病棟では，卒業直後で業務を覚えることに精いっぱいであり，決まった処置を実施することに終始し，患者のことが見えていなかったと自己評価している。

　看護実践していることの意味も理解できていない状況でのICUへの勤務異動であること，異動時にまだ1年目であることから，本人の承諾を得てプリセプターをつけ，経験していってもらうことにした。しかし，プリセプティとして課題を与えられても，期限までに提出できないことがたびたび重なり，プリセプターから注意を受けていた。課長としてはプリセプターからの報告を受け，機会を見つけてはどのように考えているのか聞いていった。

2．自己目標管理シートの記入例

　次ページ参照。

3．面接・指導の実際
1）初回面接

　目標設定時，目標1「自分の業務を時間内に責任を持って行い，時間管理をしながら行動できる」については知識・技術を磨くことが前提であることを再確認し，どのように評価していくのか具体的実施計画に追加するようアドバイスした。

　目標2「ICUでの知識・技術を身に着け，看護を実践できる」については，ICUでの知識・技術といっても範囲が広いため，何をどこまで身に着けることを目標とするか決めた

第3章 目標管理・面接事例集

自己目標管理シート（スタッフ用）　　　　　　　　　　　　　　　　　　　　　　　　　　　　平成14年度

所属　ICU病棟	氏名　C看護師（卒後2年目）
＜目標＞（達成すべきゴール）	＜具体的実施計画＞（方法・いつ・何を・どうするのか・工夫）
1．自分の業務を時間内に責任を持って行い，時間管理をしながら行動できる	①自分の業務を確実に時間内に行うために，業務が始まるまでに1日の計画を立て，タイマーを持ちながら行動する
	②業務終了予定時間の設定を行い，できたかできなかったかの評価表を作成する
	③タイムスケジュールを立て，いつでも時間が見られるよう腕時計をつける
	④評価はチーム目標の用紙を活用し，何％できたかみていく
2．ICUでの知識・技術を身に着け，看護を実践できる	①ICUのチェックリストを使用し，不安な技術，未経験項目を用紙に記載し，メンバーに協力を得るため，声をかけ，実施していく
	②朝の業務調整時，チーム会などで協力してもらえるよう声かけを行う。自分の苦手な処置は進んで行う
	③月ごとに学習する内容と目標を挙げ，知識を深めていく
	④院内・院外で行っている勉強会には積極的に参加していく
中間自己評価　10月1日　5　4　3　②　1	課長評価　10月16日　5　4　3　②　1
＜達成状況＞	
1．評価表の作成ができておらず，院内で使用していた時間管理シートのみのチェックだった。時間管理はうまくできず，後期は計画を立てて行っていきたい	①時間管理を行う具体的な行動ができていないため，漠然とした評価になっています。後半はスケジューリング用紙を使って振り返りながら，課題が何であるかを明確にしていく必要があると思います
2．実施できる項目は増えてきた。未経験項目もあるため，積極的に声かけをしていきたい。知識面では今後も続けていき，患者さまの状況に合わせながら学んだことを深めていく	②プリセプティとして周囲からの支援が得られることによって，知識・技術は少しずつできるようになっていると評価します。できないこと，苦手なことは，主体的に学ぶ姿勢を持ち続けましょう
最終自己評価　1月31日　5　④　3　2　1	課長評価　2月18日　5　④　3　2　1
＜達成状況＞	
1．タイムスケジュールを立て1日の行動を紙面に表すことで，自分の動きやケア，バイタルサイン測定にかかる時間がわかるようになってきた。しかし，設定終了時間内に終わることができず，スケジューリングは今後も続けていく必要がある。他者に自分の動きを見てもらうべきだった	①スケジューリングを積み重ねることで，自分の行動傾向に気づくという成果がありました。物品の準備不足による無駄な動きが最小になるよう，意識しながら行動していくことを期待します。絶えず時間管理の目的を振り返りましょう
2．朝の業務調整時に未経験の処置につかせてもらうよう声かけを行っていった。1年間で自信を持って行えることが増えてきた。自己学習も毎月行うことができた。それについて助言をいただき，看護につながるよう今後も努力していきたい	②知識・技術の獲得は増えていますが，具体的行動計画の月ごとの自己評価が遅れがちとなったことを残念に思います。意思表示をきちんとする習慣をつけましょう
＜自己の新たな課題＞	
今後は脳神経外科，循環器内科のほかに心臓血管外科の患者さまも看護することになるため，学習を継続していく。また，リーダー業務も行っていくため，自分の意思を人に伝え，考えを知ってもらえるようにする	
5　できた　　　4　だいたいできた　　3　半分できた　　2　あまりできなかった　　1　できなかった　（81％以上）　　　（80〜61％）　　　　（60〜41％）　　　（40〜21％）　　　　　（20％以下）	

方がよいと持ちかけ，ICUで作成した技術チェックリストを使用して計画を立てることを指導した。

2）中間面接

　中間評価では，目標1について具体的実施計画に挙げている「評価表」が作成できていないため，どのような達成状況であるかについて説明してもらった。目標達成への意識が欠如し，スケジューリング用紙の活用ができていなかった。時間管理がうまくできない原因については，看護計画の評価や看護実践の記録がスケジューリングに組み込めなかったと述べた。目標達成への意識欠如に対しては再度，何のために時間管理が必要と考えているかを問い直した。「時間が空いて患者さまにケアができた時はうれしかった。これからもたくさんのケアをしたい」という答えが返ってきたため，時間管理をすることによってきちんとケアできる時間をつくることが個人の達成感につながるということから，計画を実践に移すことを促した。その結果，計画に③，④が追加された。

　目標2については，知識・技術で新たに獲得できたこと，得意・不得意な技術について述べてもらい，後半への課題を明らかにしていった。不得意な技術獲得に向けてどのように対処していこうと考えているか聞き，誰を活用すればよいか，そして，経験したい技術をPRしていくようアドバイスした。

　また，プリセプターからの情報を基に，毎月の学習目標達成の遅れを指摘し，なぜできないのか，どうしたいのかを聞いたが，明らかな理由は述べず，「頑張ります」とだけ答えた。課長として，主体的に学ぶ姿勢を身に着けることを期待していると伝え，面接を終了した。

　日常的には，スケジュールを立てているか，時間を意識しているか，未経験な処置やケアが予測される時，どのような行動を起こしているか観察し，必要時，声かけを行っていった。

3）最終面接

　最終評価では，目標達成状況がより具体的に言語表現できるようになっており，今後への課題も考えていた。後期の頑張りを評価し，目標設定時のポイントや達成感の有無を確認した。目標2の自己学習については「できた」と自己評価しているが，他者には伝わっていないことを伝え，積極的な行動を次年度への課題とし，共有した。

この面接へのコメント

本人の努力する姿勢を認めた課長の意気込みが評価される面接です

　Cは，一般病棟を1年経験の後，看護部側の人員の都合で，ICUという特殊な病棟に異動してもらうことになり，本人はパニックに陥っていた。その状況を考えて，特別にプリセプターをつけてサポートしようとしたことは，本人にとっても心強いことであったと思う。

初回面接時：本人が具体的な目標設定をしていないことについて，きちんとアドバイスができている。本人の性格的なものもあり，細かなことを一つひとつ丁寧に行うことを苦手としている。そのことを考慮して本人をサポートしようとする姿勢がうかがえる。

中間面接時：本人評価，課長評価とも2であり，目標が達成できていない。4月に計画したことを一つひとつクリアできていない。課長は時間をかけて話し合い，本人に考えるチャンスを与え，その後も適切にサポートしている。

最終面接時：本人は自己評価を3としているが，課長評価は4であり，努力している姿勢を認めている。部下の目標達成は課長の責任であるということが当てはまる事例であり課長の意気込みが伝わる。引き続きサポートを続け，ICUでの体験を通して周囲から信頼される看護師に育てていただきたい。

事例 4
新たなことへの挑戦を支援した面接

課長　中山　菫

1．D助産師の背景（卒後4年目）

　卒業と同時に，産婦人科，小児科を主とする女性混合病棟に配属され4年目になる。助産師として病棟での助産業務，保健指導のほか，外来における保健指導や母親教室の担当，リーダー業務などを実施している。

　勤務姿勢においては，真面目で協調性もありコツコツとするタイプである。メンバーからも信頼されている。性格的にはおとなしく芯はしっかりしているが，リーダーシップにおいてはやや欠け消極的な面がみられる。自己研鑽のための研修には積極的に参加している。

2．自己目標管理シートの記入例

　次ページ参照。

3．面接・指導の実際

1）初回面接

　目標設定については，「マタニティー・ヨーガを導入し開催できる」としている。これは卒後10年目の助産師との共同目標でもあり，昨年度に自己研修でマタニティー・ヨーガの指導者短期コースを2人で受講し，所属の勉強会において報告しチームメンバーもマタニティー・ヨーガに興味を示す言葉は聞かれていた。

　目標は，看護部の「専門性を高めやりがいのある看護を提供する」という基本方針に沿ったものであり，消極的でリーダーシップにやや欠けているDにおいて，育成面からみても目的達成をすることで自信につながり，成果が期待できると考え支援していきたいと思った。

　まず，目標に挙げた動機について確認すると，①妊娠中のマイナートラブル軽減や精神面で効果があることを学んだので妊婦に伝え，心身共に良い状態で出産してほしい，②分娩件数が減少しているためマタニティー・ヨーガを取り入れ病院の「売り」とし，出産場所として選んでほしい，③母親教室の見直しの時期でもあり出産準備教育に導入したい──

第3章　目標管理・面接事例集

自己目標管理シート（スタッフ用）　　　　　　　　　　　　　　　　　　平成14年度

所属　〇〇病棟	氏名　D助産師（卒後4年目）
＜目標＞（達成すべきゴール）	＜具体的実施計画＞（方法・いつ・何を・どうするのか・工夫）
1．マタニティー・ヨーガを導入し開催できる	①企画書作成し医師の承諾を得る（4月） ②チーム会で目標発表し協力依頼（5月） ③チームメンバーと実施施設見学（5月〜7月） ④妊産褥婦を対象にアンケート実施し情報収集（5月〜7月） ⑤スキルアップのため，研修会に参加する（適宜） ⑥④より検討し開催に向けマニュアル，PR用ポスター作成（8月） ⑦10月実施 ⑧受講生にアンケート調査し評価，修正（2月）

中間自己評価　9月20日　5　4　③　2　1	課長評価　10月4日　5　4　③　2　1
＜達成状況＞ 　①②③とも計画どおり実施できメンバーの協力も得ている。特に③では体験学習でき，指導者からも助言をいただけた。⑤については研修会は参加していないが，ヨーガ教室に入会し月に2〜3回出席できた。理解あるインストラクターに出会うことができ，開催時には協力してもらえるとの返事をいただいた 　④のアンケートは約50人から協力が得られ，ほとんどの方が，教室が開催されれば参加希望であり計画どおり実施する。外来でも紹介しているがPR不足を感じている	新しいことへの挑戦はエネルギーを要しますが，計画に沿って実施できスキルアップの面や知識面において努力されていますので，70％の達成と評価します 　残りの30％は，下半期にはリーダーシップを執ってメンバーを巻き込んで進めてほしいという期待からです 　③の体験学習もチームメンバー全員参加できています 　今後の運営においても理解してもらえると思いますので，PR方法などもメンバーの意見を聞き検討してください。良い案が出るかもしれません 　これからは，実施しての評価となります。一方，方向ではなくコミニュケーションをとって実施し，Dさん自身の指導者としての評価もしていきましょう

最終自己評価　2月10日　5　4　③　2　1	課長評価　2月25日　5　④　3　2　1
＜達成状況＞ 　先輩助産師と交代で担当し，インストラクターのアドバイスを受けながら実施できている 　PRはポスターを増やしたり，スタッフの口コミ宣伝や紹介などしているが3〜4人と少人数である 　スキルについては，自信がないため声が小さくなったり実技面にのみ意識がいき，受講生が見えていないことがある 　指導者としてスキルアップの必要性を感じているためヨーガ教室へ多く出席したい。参加者からは，気持ち良く体が軽くなったなどと良い評価を得ているが，子どもさんの同伴による子守り役という新たに出てきた課題は，今後の検討課題である	ヨーガを導入したいとの熱い思いが，インストラクターに伝わりアドバイスをいただけたことが大きな踏み台になったと思います。達成に向けての努力は評価できます 　休みのメンバーが一緒に参加したり子守り役を引き受けるなどの協力場面もあり，「ヨーガを導入し開催する」という目標については80％以上達成できたと評価します。また，評価しながら実施回数を増すことで自信につながってくると思います。教室への参加ができるよう勤務の配慮も考えていきたいと思っています 　一つのことを取り入れるために，チームの理解の重要性やプロセスの中で学びを深めることができたのではないかと思います

＜自己の新たな課題＞
〇マタニティー・ヨーガのインストラクターの資格を取得する

5　できた （81％以上）	4　だいたいできた （80〜61％）	3　半分できた （60〜41％）	2　あまりできなかった （40〜21％）	1　できなかった （20％以下）

という3点であった。助産師としての思いも伝わり，前向きな視点で取り組もうとする姿勢を褒めた。しかし，具体的な行動計画に対する立案は挙がっていなかった。

病棟では2名の看護職員が欠員であった。この現状でどのようにすれば導入できるかを考えてもらった。勤務時間での人数でマタニティー・ヨーガのために2名を組み込むことは最初からは無理であること，実施の中で妊婦のニーズが高くなれば考慮していくが軌道に乗るまではボランティアの形でもよいのではないかということを課長としての思いを伝えた。ボランティアでも導入したい，研修だけでは自信がないので勉強しながら進めていきたいとの思いが確認できた。

達成するにはどのような準備が必要か，協力者はどうするのかなど具体策を5W1Hで考えるように説明した結果，現行の行動計画となった。

参考のために実施施設の見学を提案し，文書で協力依頼をすること，企画書提出後，担当医師と看護部長への報告は課長が行うことを約束した。

新たなことへの挑戦はエネルギーを要するし，D自身がリーダーシップを発揮しなければならないが，それがDの成長につながってくるから頑張ってほしいことや，行き詰まった時は相談に応じることなどを伝えた。

2）中間面接

進行状態を確認する。①②③ともほぼ計画どおり進んでいるが，⑥の開催予定が10月に延期となり自己評価は60％達成であった。③の実施施設の見学もメンバー全員が自分の時間を割いて見学を体験し，理解を深める要因となっている。D助産師も先輩助産師と共に2回参加しインストラクターからの助言も得ている。スキルアップについては，勤務状況により月に2～3回ヨーガ教室に通っていることで努力していることが確認できたため，教室に参加できるよう勤務を考慮する旨を約束した。

そして，新たな取り組みにおいては皆の理解と協力体制が必要であるから，Dたちがリーダーシップを執りメンバーを巻き込んで検討して進めていき，チームで取り組むという意識づけをしてほしいと伝えた。

アンケートは約50部回収でき，その結果月2回の開催が決定となる。そして，ヨーガ教室のインストラクターの好意により，慣れるまでボランティアで協力が得られる結果となった。これはDたちの熱意が伝わったのではないかと激励した。開催にあたっては事故のないよう妊婦の状態を観察し，把握して実施すること，実施後に評価・修正していくことの必要性を説明した。PRをどのようにするのかが課題となった。

3）最終面接

　10月から開催が決まり，対象者が3〜4名と少ないが先輩助産師と共に交代で実施できている。先輩助産師との共同での取り組みであったが，D自身も前向きな姿勢で努力した結果達成できたと評価している。またDは，初めはマタニティーのためのヨーガと思って行っていたが自分自身の体調も良くなり，リラックスでき自分自身にも効果が立証できた。

　今後対象者の反応などからも評価・修正していってほしい。後継者の育成方法，子ども同伴時の子守りなど，課題が挙がっているので皆で検討方法を提案した。

🍃この面接へのコメント🍃

本人のキャリアアップをサポートできた面接です

　丁寧な面接風景が目に浮かぶ事例である。病棟の看護師が2名欠員であったが，本人の目標を達成させたいとの課長の思いが伝わる。

初回面接時：目標設定の動機を質問することで，本人に助産師としての思いを語るチャンスを与え，前向きな姿勢を褒めている。具体的実施計画が立てられていないことに注目し，適切なアドバイスをしている。その際，病棟の欠員の状況も話し，できることとできないことを明確にしたことは重要なことである。その上で，ボランティア（自分の時間を使って）でもやる気があるのかと意思の確認をしている。課長としてサポートできることも具体的に伝え，期待することも述べている。その結果，本人は安心して行動指針を明らかにすることができたのであろうと推察する。

中間面接時：前半期の本人の努力を認め，本人がヨーガのスキルアップをするための，教室へ通うことへの配慮をしている。

最終面接時：今後のさらなるキャリアアップを期待し課題を提案していることは，上司としての役割であり，ここまでサポートできれば申し分ない。

　この事例は，先輩助産師とペアを組み，お互いの目標達成を支援し合えた事例である。

事例 5
まじめなあまりに自信をなくしていたスタッフを支援した面接

課長　野村哲子

1．E看護師の背景（卒後4年目）

　平成11年に看護学校を卒業して当院に入職し，循環器内科病棟に配属となり今年で4年目となる。卒後2年目では新人対象の勉強会を1年間担当し，3年目では褥瘡の院内研修に1年間参加し所属を代表して発表した。性格は温和でまじめ，何事にも真剣に取り組み一歩一歩確実に成長している。できる限り患者の話を聞く時間を持ち，苦痛や不安を軽減できるようにしたいと思っており，患者，スタッフからの評判も良い。しかし，本人の自己評価は低く，昨年は突然「辞めたい」と言ってきた。理由は「部長が卒後3年目研修で『組織にとってなくてはならない人，いてもいなくても良い人，いては困る人がいる』と話をされた。自分は患者の話を聴く時間もつくれないし，病院にとっていてはいけない人だと思う」ということであった。この時は「Eさんが部長の言葉を真剣に受けとめ，日々努力していること自体が病院にとって『なくてはならない人』だよ」と説明し，サポートするから一緒に頑張ろうと励ました。意見や感情を表出することが少ないので，困っていることがないか注意している。

2．自己目標管理シートの記入例

　次ページ参照。

3．面接・指導の実際
1）初回面接

　目標設定については，目標1は「プリセプターとして1年目看護師にアドバイスできる」としている。当看護部では，新人の指導は最初の約2ヵ月間はプリセプター制度をとっており，その後チュータ制度に移行する。

　Eにはプリセプターとチューターの役割を依頼した。まじめで患者を大切にするEなら新人の良いモデルとなり，またやさしく根気強く新人を指導できると考えて選んだことも

第3章　目標管理・面接事例集

自己目標管理シート（スタッフ用）　　　　　　　　　　　　　　　　　　　　　　　　　平成14年度

所属　〇〇病棟	氏名　E看護師（卒業4年目）
＜目標＞（達成すべきゴール）	＜具体的実施計画＞（方法・いつ・何を・どうするのか・工夫）
1．プリセプターとして1年目看護師にアドバイスできる	①チェックリストを基に月1回は話をする時間を持つ ・課長，主任，教育委員，そのほかのメンバーからの助言を基に基準に沿って説明する ②「新人ナース成長ノート」を活用する ・気づいた点はノートに書きメンバーにも読んでもらう ・チーム会でも働きかける ③新人看護師の困っていることなど話を聞いたり，声かけをしていく
2．4年目研修の課題である看護研究の方法や過程が理解できる	①H先生，主任に指導を受け，計画から実施へと一過程ずつ進めていく
中間自己評価　9月11日　5　4　3　②　1	課長評価　10月8日　5　④　3　2　1
＜達成状況＞	
1．初めはノートを活用したりチェックリストを用いて1年目看護師へかかわっていたが，現在はできていない 困っていることなど，声かけはしている	①現在はチュータとしての役割になっています指導は，その場でスタッフ全員が行っていきますチュータは困っていることはないか声かけし，問題の対応はリーダ，主任と相談してチーム会で検討していきましょう
2．研究は現在，取り組んでいるが，まだ方法を検討中である	①研究は焦らずにH先生と相談しながら自分のペースで進めましょう
最終自己評価　2月18日　5　4　③　2　1	課長評価　3月4日　5　④　3　2　1
＜達成状況＞	
1．プリセプターの時期は先輩に相談し進めていった。チュータにはいりあまりかかわれていなかった。もっとコミュニケーションを密にとるべきだった	①勤務で気がついたことを注意したり，できていることを褒めたりと働きかけていますやさしくいうべきことはきちんと伝えられています 新人のMさんも最近は笑顔が見られるようになりましたね
2．研究は先生や上司の指導の下にまとめることができた。もっと多くのケースで行えればよかった	①研究はじっくり取り組み良いものができました。苦労も多かったようですが，納得いくまで取り組むEさんの姿勢が研究を完成させたといえます
＜自己の新たな課題＞	
性格的にはゆっくりしているため，日々の業務をするのに必死になっている。患者とゆっくり話したり聴くことは難しいが，できるだけ話を聴くようにしている。そのためもっとコミュニケーション技術を身に着けたい	

5　できた　　　4　だいたいできた　　3　半分できた　　2　あまりできなかった　　1　できなかった
　（81％以上）　　（80〜61％）　　　（60〜41％）　　　（40〜21％）　　　　　　（20％以下）

伝えた。Eは4年目の課題である個人研究と，プリセプターの2つの課題を達成できるか不安を訴えた。昨年は新人への指導をメンバーがその場で行わず，すべてプリセプターへ伝えることが多かったため，プリセプターの負担が大きくなってしまった。そのことでEはプリセプターを引き受けることへの不安があったと思われる。そこで「今年は新人は所属全体で育てる」ということを説明すると共に，所属会でスタッフ全員に伝え協力を要請した。所属での新人対象の勉強会は2年目看護師が担当するため，Eは日々の業務の中でのOJTを担当することになった。

目標2は「4年目研修の課題である看護研究の方法や過程が理解できる」という専門性を高める目標となっている。卒後4年目の人たちの研究は大学の先生と教育委員の個人指導を受けながら進める予定であり，また研究テーマが絞り込めていない時期なので目標と実施計画はこれでよしとした。

2）中間面接

目標1ではEは主任，教育委員と相談してオリエンテーションの計画と日常業務チェック表を作成し，新人を指導した。チェック内容は，朝出勤してから1日の業務が終了するまでを項目に分けたものであり，4，5月でほとんどの項目が大体できるようになっている。看護技術は基準・手順を基にスタッフがチェックしたが進んでいない。プリセプターとしての2ヵ月が終了しチューターの期間になっているが，チューターとしての役割を行動レベルで説明していなかったことから，このような自己評価になっている。チューターは，①精神的なフォローが中心となり困っていること，心配なことがないか声をかける，②新人の精神面・技術面の情報を所属会やチーム会で伝える，③問題があれば対策はリーダー，主任と相談してチーム会で対策を立てることを説明した――チームリーダー，主任にも上記3項目を伝え協力を頼んだ。

目標2については研究計画が進まないことに不安と焦りを感じてかなり悩んでいる。研究計画書を見ると「自分は何をしたいのか」を先生との面談で突き詰めており，テーマと方法を考えるのに時間をかけている。内容は「自分が一生懸命かかわっても患者がそれを望んでいないことがある。患者も満足し，その結果，看護師も満足できるためには？」というものであった。これは所属の目標「患者・家族と共に看護計画の立案・評価・修正ができる」と関係してくる内容なのでぜひ，完成させてほしいと励ました。また，研究では一番重要な段階なので焦らずじっくり取り組むよう話した。主任にも教育委員の指導の時，一緒に聞くなどフォローを頼んだ。

3）最終面接

　目標1では技術チェックが進んでいない現状をチーム会で伝えたが，後半では多くのチェックができていた。チュータではあまりかかわれていなかったと評価しているが，気づいたことを注意したり，できていることを褒めたりするなど働きかけていた。また仕事や体調などで悩んでいることはないか聞き，新人も自立し笑顔が見られるようになったことから目標は達成できたといえる。

　目標2では「患者満足を得られる看護を目指して」というテーマでまとめることができ，患者の思いや希望を看護師がしっかり受けとめ，目標を共有することが共に喜び合える結果につながることがわかった。このことは所属目標の達成にも貢献できるので，所属で発表することを勧めた。研究の完成，発表までの取り組みの経過の中，新たにEの洞察力，理論的な考察力などに気づいた。今後，Eが自信と興味を持って取り組めることが見出せるようサポートしていきたい。

🍃 この面接へのコメント 🍃

スタッフが自信を持てるように支援した面接です

　Eは，真面目にコツコツと真剣に取り組むタイプである。4年目研修での「存在の5段階」の講話を強烈に真剣に受けとめ，自分は所属に不要な人間であると考え，退職しようと思うほどまじめな人である。課長は，本人の性格を見抜き，「あなたは職場に必要な存在である」と伝え，日頃の仕事に取り組む姿勢を認めて励ましている。

初回面接時：新人の育成はプリセプターだけに任せるのではないことを説明し，周囲がサポートすることを伝え，不安の軽減を図っている。2つ目の目標であり，4年目の課題である研究への不安も大きかったようであるが，本人の心理面に配慮し，無理な目標設定を求めていない点がよい。目標設定時は，進め方や方法に無理はないかを見て，少し頑張れば達成できる目標にすることが本人をやる気にさせる。負担をかけすぎることは危険である。課長はそのことを理解し，本人に合ったアドバイスとサポートができている。

中間面接時：本人はしっかりやっているのにまだ自信が持てず，自己評価を2としているが，課長は4と評価している。「あなたは十分頑張っている」と伝え，チームリーダーや主任にもサポートを依頼し，全員でサポートし合える基盤づくりをしているところがよい。

最終面接時：本人は新人にあまりかかわれなかったとして，自己評価を3としているが，課長はやはり4と評価し，あなたのかかわりは十分であると褒めている。自信の持てないEになんとか自信を持ってもらいたいとの課長の思いが伝わる事例である。
　このように他者評価は高いが本人が自信が持てないケースにおいては，良い点を具体的に示し，「この点はこういう理由でやれている。周囲にこんな影響が出ている」ということをきちんと伝えた方がよい。抽象的に「よく頑張っている」という褒め方では，本人が納得できない。コーチングでいえば，IメッセージとWeメッセージを上手に使うことである。

事例 6
これからリーダーとなるスタッフの成長を目指した面接

課長　関　律子

1．F看護師の背景（卒後11年目）

Fは卒後11年目のサファイア研修生である。そして当内科病棟では4年目の中堅クラスである。性格は感情を表に出すことはあまりなく，温和な方であり，責任を持って仕事を行っている。しかし，やや積極性に欠けるところがある。病棟での役割としては，前年度に臨床指導者を経験しており，固定チームリーダーの役割をそろそろ担ってほしいと思っていた時期であった。しかし，指導面やリーダーシップの発揮という面ですこし弱いところがあったので，チームリーダーの前にプリセプターを経験してもらうことにした。本人には，臨床指導の経験を生かして，新人を育ててほしいということと，人を育てることが自分自身の成長につながることを伝えた。また，課長，主任がサポートすることも伝えて，この役割を引き受けてもらった。課長として，Fに対しては，日常業務で疑問に思っていることや，困ったことなどを相談に来た時に話を聞いたり，また，面接時にこちらが気がついたことをアドバイスしたり，思いを聞いたりするというかかわり方をしている。

2．自己目標管理シートの記入例

次ページ参照。

3．面接・指導の実際
1）初回面接

サファイア研修の目的は，「個人目標の計画・実施を通して，所属に貢献できる」である。

4月の目標設定時には，目標を，①プリセプターシップの1年間の教育プログラムが到達できるよう支援する，②新人がリアリティショックやカルチャーショックを乗り越えられるよう支援する，③指導者としての役割を遂行することで自分自身が成長できる――と挙げている。また，具体的な内容は，病棟のプリセプターシップに沿ったものである。これは，卒後11年目の中堅看護師の目標としては少し目標設定が低いこと，また，目標を通

自己目標管理シート（スタッフ用）　　　　　　　　　　　　　　　　　　　　　　　　　　　平成14年度

所属　○○病棟	氏名　F看護師（サファイア研修生）
<目標>（達成すべきゴール）	<具体的実施計画>（方法・いつ・何を・どうするのか・工夫）
1．プリセプターシップの1年間の教育プログラムが到達できるよう支援する（1年目チェックリストで到達できたかどうか評価する） 2．新人がリアリティショックを乗り越えられるよう支援する 3．指導者としての役割を遂行することで自分自身が成長する	4～6月①職場の雰囲気に慣れるよう勤務の時は必ず声をかける ②病棟のシステムを理解できるよう指導（プログラムに沿って） ③深夜・準夜のチェック表とプリセプター評価表を作成する ④6月に1回目のチェックを行い評価する 7～9月①優先順位を考えた行動ができるように指導し，事例を挙げてチェックする ②6月のチェックリストで、できていないところを再指導する ③9月に第2回目のチェックを行い評価する 10～3月①看護記録，看護計画を週1回チェックし指導する ②プリセプターシステム評価表を作成する ③2月に3回目のチェックを行い評価する
中間自己評価　9月20日　5　④　3　2　1	課長評価　10月10日　5　④　3　2　1
<達成状況> 　4～6月の計画は達成できている 　深夜・準夜のチェックと，1回目のチェックでできていないところは再指導を行った 　7～9月の優先順位を考えた行動ができるように指導し，事例を挙げてチェックするに対しては，チェック表の作成とチェックはしているが，再指導ができていないので10月に実施する予定である 　1年目チェックリストは61～80％達成できている	計画は新人への指導状況に合わせて，段階的に立てられており，計画的に取り組めたと思います 　プリセプターの指導に関してのチェックリスト作成は大変だったと思いますが，よく工夫されており，今後も使用できるものであり，努力は評価できると思います 　優先順位を考えた行動がとれるようにするための評価表は，プリセプティにフィードバックして指導をお願いします 　後半は担当を受け持つようになりますので，看護計画や，受け持ち患者とのかかわりなどについても指導するようにしてください
最終自己評価　1月31日　5　④　3　2　1	課長評価　2月6日　5　④　3　2　1
<達成状況> 　看護記録，看護計画を週1回チェックして指導する予定であったが，月に2回程度の指導しかできなかった。計画表を作成しお互いに意識していくことが必要だったと思う 　プリセプターシステム評価表の作成と3回目のチェックは行っている。今後は評価していく予定である	看護記録，看護計画を週1回チェックすることは，少し無理があり，実施できなかったようですが，気がついた時に指導するようにしてほしいと思います 　また，新人は皆で育てていくということをもっとスタッフにアピールして協力を求めてもよかったのではないでしょうか 　今回のプリセプターの経験を生かして，病棟のプリセプター指導マニュアルを見直し，作成したチェックリストも活用できるようにしてほしいと思います。そして来年度のプリセプターの支援をしてもらえることを期待します
<自己の新たな課題>	

| 5 できた
（81％以上） | 4 だいたいできた
（80～61％） | 3 半分できた
（60～41％） | 2 あまりできなかった
（40～21％） | 1 できなかった
（20％以下） |

して所属に貢献してもらえるよう期待していることを面接時に伝えた。そして、サファイア研修の目的である個人目標の計画・実施を通して、所属に貢献できるようにするにはどのようにしたらよいかを話し合った。その結果、具体的実施計画の中にプリセプターの指導に関してのチェックリストの作成を入れることになった。また、評価をどのようにしていくかということも面接時に確認し、評価基準も考えるよう指導した。

2）中間面接

中間評価では、Fの場合、ほぼ計画どおりに進んでいたが、一部遅れている項目があった。プリセプティへのかかわりについては、声かけや、いいところを褒めるなどうまくできている。そのことを面接時にFに伝え自信を持って指導にあたるようアドバイスした。また遅れている項目については、計画修正をするように指導した。

3）最終面接

後半の「受け持ち患者の看護計画の立案・評価・修正ができているか週1回チェックし、指導する」ということに関しては計画自体に少し無理があり、実施できなかった。この点については、日々の業務の中で気がついた時に指導してもよいのではないかとアドバイスした。また、面接者として、目標設定の時点で、この計画で実施可能かどうかということをもっと話し合う必要があり、指導が十分できていなかったと反省している。

しかしF自身は、サファイア研修の最終評価で、この目標を通して達成感や自分自身の振り返りができ、成長できたと評価している。今回作成したチェックリストも今後の指導に活用できるという点では所属に貢献できる目標であると評価できる。

最後に、今年度の経験を生かして次年度のプリセプターの支援をしてもらいたいと、期待していることを伝えて面接を終了した。

この面接へのコメント

本人の主体性を引き出すコーチングを意識しましょう

　目標を低く出してくる事例である。課長は，プリセプターの役割を通してリーダーシップ能力を高めてほしいと期待している。

初回面接時：本人のプリセプターの役割を果たそうとする意思はうかがえる。課長は，本人が思っているより高いレベルを期待しているため，具体的実施計画の挙げ方を指導している。サファイア研修生としても，所属に貢献できるという課題が達成できなければいけない。指導の結果，具体的実施計画を修正し，それなりの成果を上げようとする姿勢はうかがえる。

中間面接時：ベテランらしく新人へのかかわりもできているので，課長はそれをきちんと認め，自信を持って進めるようにサポートしている。

最終面接時：目標1と2はほぼ達成できているが，3の具体的実施計画に無理があったことになる。課長自身が反省していることであるが，目標設定時の課長の心理面がうかがえる。せっかく本人が修正した計画を尊重したいとの思いがあったのであろう。しかし，中間面接時に修正する機会もあるので，達成が難しいところにも注目することを勧める。

　この時点では，課長たちは，コーチングの学習はしていない。コーチングでは，本人が自分で考えるように質問を投げかける。上司が答えを教えるのではなく，スタッフが自分で答えを見つけるためのサポートとして，質問スキルを使う。この事例の場合，本人が素直に課長の指導に応じているが，もしかしたら，上から言われたことをしていればよいという依存型の考えが本人のスタイルになっているかもしれない。

　今後は，本人の主体性を引き出すことを意識してコーチングスキルを使うことを勧めたい。

事例 7
チームリーダーの役割支援を目指した面接

課長　山田道子

1．G看護師の背景（卒後13年目）

　当院に入職してから13年，ICU・CCU病棟を経て放射線室に配属になり5年になる。事故防止対策委員を1年間担当した後，今年はチームリーダーとしてチームをまとめている。納得いくまで考えぬく性格で，所属の困難な問題も途中で投げだすことなく解決している。後輩の指導にも熱心で患者の訴えをよく聴き，苦痛や不安の軽減を図るようメンバーに指導ができている。

　チームリーダーを引き受けてほしいと話した時に「自分は，この所属では同じ考えの人は少ないと思うので意見が言い合えるかどうか心配です」と難色を示した。しかし，課長としては，Gはチームリーダーの役割をきちんと受けとめていることや，チームに貢献したいという気持ちを強く持っていたので，目標達成に向け頑張ってやってほしいということを伝えている。

2．自己目標管理シートの記入例

　次ページ参照。

3．面接・指導の実際
1）初回面接

　Gの目標は，「放射線室のリーダーとして2チームの目標を明確にし，達成できるように働きかけていく」としている。目標は抽象的であったが，各チームに働きかけて目標達成をサポートしたいという気持ちが強かったので，Gの意向を尊重することにした。目標が抽象的では評価する時に困り，具体的実施計画を詳細に立案しなければならないので，Gに2チームをどのようにサポートしようと思っているのかを聞いた。Gは2チームのメンバーと話し合い，早急に目標を設定し皆で共有したいこと，チームの成果を自分の評価にしたいことを話した。そこで，具体的実施計画については，①2チームと話し合い目標設

自己目標管理シート（スタッフ用）　　　　　　　　　　　　　　　　　　　　　平成14年度

所属　放射線科	氏名　G看護師（サファイア研修生）
＜目標＞（達成すべきゴール）	＜具体的実施計画＞（方法・いつ・何を・どうするのか・工夫）
・放射線室のリーダーとして2チームの目標を明確にし，達成できるように働きかけていく	①2チームと話し合い目標を設定する ②月別の実施項目や学習計画の一覧表を6月までに作成する ③2チームの進捗状況を9月の所属会で報告してもらい，問題点についてはメンバーと一緒に考える ④-1 アンギオ関係のコスト漏れがゼロになる ④-2 大腸ファイバーの問診票を作り活用できる。この2点で評価する ⑤胃カメラ問診票の作成（中間面接後設定）

中間自己評価　9月10日　5　4　③　2　1	課長評価　9月15日　5　4　③　2　1
＜達成状況＞ 1．各チームと話し合い，目標が設定できた　月別の実施項目・学習計画を作成し一覧表にして配布した 2．アンギオ関係のコスト漏れについては勉強会を行って意識づけ，所属会でも月ごとの集計を係が報告しているが，件数は減ってもゼロにはなっていない 3．大腸ファイバーの問診票は使用できている	・チームメンバーと話し合い，実施項目や学習計画を決めたことはメンバーたちに目標が明確になり，具体的な取り組みもわかり効果があったと思います。進捗状況を発表できたことはお互いのやる気につながり，かかわりが持てたことはGさんの努力の結果です。コスト漏れは勉強会の効果もあって減少しています。目標はコスト漏れがゼロになると挙げていますので，後期はそれを目指して対策を立ててください

最終自己評価　2月10日　5　④　3　2　1	課長評価　2月13日　5　④　3　2　1
＜達成状況＞ 1．コスト漏れはノートに使用物品を書くようにした。シールとチェック欄の合わないものがないように，検査後枚数チェックをするようになってからはゼロに近づいていると思う。胃カメラ問診票は案ができたので使っていきたい。物品洗浄，流し台，手袋の使用方法の題が出ている。皆と話し合い手順をつくっていく	・アンギオ関係のコスト漏れの問い合わせは1～2件に減っています。胃カメラ問診票は活用できるようにお願いします。1年を通じてチームの達成状況をよく把握し話し合っていました。問診票の作成では賛同を得られない時がありましたが，繰り返し説明して目標達成を目指していました。スタッフから共感を得ています

＜自己の新たな課題＞
・水周り業務の問題が出ているので，自分自身も知識を深め充実した話し合いができるようにしたい。結果が出せるように取り組みたいと思います

5　できた　　　4　だいたいできた　　3　半分できた　　2　あまりできなかった　　1　できなかった
　（81％以上）　　（80～61％）　　　（60～41％）　　　（40～21％）　　　　　　（20％以下）

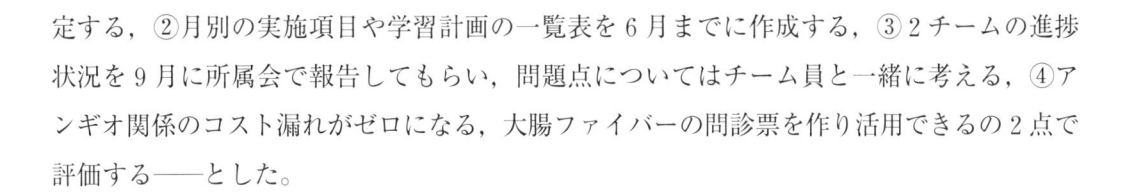

定する，②月別の実施項目や学習計画の一覧表を6月までに作成する，③2チームの進捗状況を9月に所属会で報告してもらい，問題点についてはチーム員と一緒に考える，④アンギオ関係のコスト漏れがゼロになる，大腸ファイバーの問診票を作り活用できるの2点で評価する——とした。

2）中間面接

　Gに，チームに働きかけ放射線室での問題点が抽出でき，的確な目標が設定できたことは，リーダーとして評価できると伝えた。アンギオ関係のコスト漏れについて，Gの働きかけによって毎月報告できたことは評価できるが，コスト漏れがゼロになっていなかった。このことについては，メンバーと共に使用物品を書き出し，シールとチェック項目を合わせる方法を考えた。大腸ファイバーの問診票については活用できており目標は達成できた。そこで，以前から胃カメラ業務が煩雑であることがチームの問題として浮上していたため，目標の追加を提案した。

　また，一部のスタッフの意見を取り上げて物事を進めるとやる気をなくすことにもつながるので，皆の意見を聞いて納得できる答えを見つけるのが役割であると指導した。

3）最終面接

　アンギオ関係のコスト漏れは，シールとチェック項目を合わせる方法で統一してスタッフがチェックできるようになり，ゼロの日もみられるようになってきた。また，中間面接時に設定した，胃カメラ問診票の作成もほぼでき上がった。これらは，Gの働きかけが目標達成につながったと評価できる。

　2チームとも，Gのかかわりにより目標が達成でき成果が出せているので，これからも役割を担って皆と話し合いながら頑張ってほしいと伝えた。

🔵 この面接へのコメント 🔵

個人の目標と患者満足のつながりを
考えてみましょう

　放射線室という特殊な部署で，限られた人材の活用に苦慮している課長の姿がうかがえる。現場の状況を考えれば，役割を半ば押し付ける形になるのもやむを得ないことなのかもしれない。

初回面接時：目標は抽象的であるが，本人の意向を尊重することで折り合いをつけている。サファイア研修生として，所属に貢献するための目標を意識してアドバイスしようとしているのはよいが，それが患者満足の向上と本人のキャリアアップにどうつながるかを押さえておかなければならない。その視点がこの事例からはうかがえないことが残念である。

中間面接時：目標達成に向けて努力している姿勢が見え，そのことを評価しているところがよい。途中で目標を追加させたことには疑問が残る。課長が提案したことで本人が受け入れたのであろうが，個人の目標で取り組むべき問題かどうかを考える必要がある。目標に挙げなくても，しなければならないことは起こる。安易に目標を追加すると，次々に仕事を押し付けられたと受け取られかねない。やれといわれたからやるというのでは，本人のやる気を損なうことになる。

最終面接時：目標が達成できたことと，本人の2チームへのかかわりを認めているのはよい。一つ残念なことは最後まで患者に対する視点が出てこないことである。面接をとおして，個人の目標が患者満足の向上にどうつながるかを部下と共に考える機会になることを期待する。

事例 8

新人の成長を支援する面接

課長　阪本好美

1．H看護師の背景（卒後1年目）

　平成14年4月採用の新卒1年目で，当所属に配属となる。性格は，温和で自分から積極的に話をすることがなく黙って業務をしていることが多い。しかし，必要時はきちんとリーダーやスタッフに質問し，指導を受け慌てることなくスムーズに業務を実施している。病室での患者の対応では，笑顔で明るく落ち着いて話を聞いている。話し方もゆっくりとやさしく話し，特に高齢者の患者からの人気が高い。

　日常業務においては，きちょうめんな性格のため情報収集も正確にし，ミスを起こすことも少ない。テクニカルスキルの向上においては，友人と共に院外研修に参加し自己啓発をしている。

2．自己目標管理シートの記入例

　次ページ参照。

3．面接・指導の実際
1）初回面接

　目標設定については，「患者に安全な看護が行えるように，卒後1年目基礎看護技術評価表の項目が90％できるようになる」としている。最初は，「正しい知識・技術を身に着け，患者に安全な看護が行えるようになる」としていた。しかし，この目標だと実施計画の具体性に欠け評価がしにくいと思い，後に評価がしやすい内容の方が取り組みやすいのではないかとアドバイスをした。また，いつまでにどの程度達成するのか，期日と達成度数も設定するよう伝えた。その結果，数日後「上記の目標に変更します」と申し出があった。そして，1年間で看護技術を習得できるよう，自主的に行動してほしいことを伝えた。また，取り組んでいく中で，不安に思うことや判断に迷う時はプリセプターやチームリーダーに相談して協力してもらうように指導した。

自己目標管理シート（スタッフ用）　　　　　　　　　　　　　　　　　　　　　　　　平成14年度

所属　〇〇病棟	氏名　H看護師（卒後1年目）
<目標>（達成すべきゴール）	<具体的実施計画>（方法・いつ・何を・どうするのか・工夫）
患者さまに安全な看護が行えるように，卒後1年目基礎看護技術評価表の項目が90％できるようになる	①10月までにチェック項目の半数が，チェック基準を満たすことができる。また，3月までに未経験のものをなくすことができる ②未経験なものに関しては，業務調整時やチーム会などでスタッフに協力してもらえるよう声かけをしていく

中間自己評価　9月20日　5　4　3　②　1	課長評価　9月25日　5　4　3　②　1
<達成状況> 　7月頃から基礎看護技術評価表のチェックの進行が遅れ，自分から積極的に他者評価を依頼することができなかった。今後は3月までに目標達成できるように頑張りたい	基礎看護技術評価表のチェックの進行がなぜ遅れてしまったのか，どこに問題があったのか，現状の分析・評価を行い，目標達成ができるように改善策を考えてほしいと思います

最終自己評価　1月30日　5　4　③　2　1	課長評価　2月10日　5　④　3　2　1
<達成状況> 　中間では大分遅れがあったので，後期では自分から積極的に声かけを行い，1年目基礎看護技術評価表の約80％を達成することができた。しかし，まだチェックできていない項目もあるので3月までに一つでも多くの項目をクリアしていけるようにしていきたい	後期は，頑張って取り組んだ成果がうかがえます。チーム会で積極的に声かけをしてスタッフに協力してもらって進めていくことができ，目標達成まであと一歩のところまで到達できたことは評価できます

<自己の新たな課題>
　新しい検査や技術，経験の少ないものを積極的に身に着けていく。1年目で何をするのにも周りの先輩スタッフに頼っていたが，経験して覚えたことは積極的に取り組み責任を持って行えるよう2年目も頑張りたい

5 できた （81％以上）	4 だいたいできた （80〜61％）	3 半分できた （60〜41％）	2 あまりできなかった （40〜21％）	1 できなかった （20％以下）

2）中間面接

　具体的実施計画どおりに進めることができず，大幅に遅れてしまっている。これは，自分から積極的に他者評価を依頼していないのが原因であった。

　なぜ，このような結果になってしまったのか，どこに無理な問題があったのか話を聞いた。すると，日々の業務を覚えることや初めて経験した技術の復習などに時間を取られてしまい，計画どおりに進めることができなかったとのことであった。後期に向けての取り組みとして，目標達成ができるよう改善策を考えてほしいことを伝えた。例えば，いつチェックを行うのか曜日を決めて実施していくことや，方法がわからない時，また不安に思う時などは，まずプリセプターに相談していくことの指導を行った。そして，本人を交えプリセプターと私の3人で話し合い，目標達成ができるようスタッフにも協力や声かけをしていく指導を行った。

3）最終面接

　中間面接の時点では大分遅れがあり，具体的実施計画どおりに進めることができなかった。そのため後期では，中間面接で指導したことを積極的に行い，勤務を終了したスタッフに声かけを行い評価してもらった。その結果，卒後1年目基礎看護技術評価表の約80％を達成することができた。本人の努力にもよるが，それとは別に，チーム会において，プリセプターと共にスタッフに「他者評価を協力していただきたい」ことをお願いしたので，スタッフから協力が得られ達成できたと考える。今後は，2年目に向けて残っている項目を実施していきスキルアップをしていってほしい。以上の結果から8割は達成できたと評価した。

🔵 この面接へのコメント 🔵

新人にはさらにこまめに面接する機会を持ってみましょう

　卒後1年目の事例である。当看護部では，1年目から自己目標を設定し，周囲がサポートしながら，目標達成に向けて取り組む姿勢を養い，本人のやりがいにつなげてほしいと期待している。

初回面接時：1年目で適切な目標を設定するのは難しい。まずは基礎技術の習得と，職場への適応である。課長は目標設定の仕方で，後に評価しやすい目標にしようとアドバイスしている。プリセプターやチームリーダーがサポートすることも伝えて，不安の軽減を図っている点がよい。

中間面接時：1年目としては当然の結果である。自分から他者評価を依頼するのも簡単にできることではない。本人が「日々の業務を覚えるのがやっと」と言うのも当然である。こういう場合は，評価の時期になって面接というのではなく，短時間でよいので，もう少しこまめに面接を持つことを勧めたい。特に性格的なことも把握できていない時期なので，場合によっては2～3週間に1回，少なくとも中間面接までは1ヵ月単位を考えた方がよい。そうすることで，進捗状況を確認することができ，無理な目標に圧迫されていれば，早い段階で修正することができるし，その人に合ったサポートができる。

　実際には，現場でコミュニケーションをとりながらサポートをしていると思うが，本人にもそのことが十分伝わり，サポートをしてもらっていると実感できることが安心につながる。

最終面接時：結果的には，周囲のサポートもあり，目標はほぼ達成できたようである。プリセプターと共にチーム員に協力をお願いするという体験をさせているところがよい。今後，何か行き詰まった時に，周囲に協力を求めることが可能であることを教えたことになる。

事例 9
外来パートナースのやりがいを支援した面接

外来課長　山中知恵子

1. I 准看護師の背景（卒後23年目，パート）

　当院にパート准看護師として就職して20年になる。現在は眼科外来に勤務しているが，内科の経験もあり，整形外科，脳外科などにも応援に行ける頼もしい存在である。

　当院の外来は，看護職員35名中，パート職員が常時25名を占めている。パートナースは，時間的な制約もあり，勉強会への参加も困難な状況ではあるが，目標管理は正規職員と同じようにしている。患者からは専門職として見られているし，仕事を通じて自己成長もしてほしいと思っている。

　I は，新しいことにも意欲的に取り組み，個人的なことと仕事は分けて考えることができる。性格は，決められたことは確実に行い責任感は強い。その分相手に求めるものも高く，医師，同僚，患者に対してもはっきりものを言うタイプで，周囲から誤解を招くことがある。そのつど「自分のものの言い方に気をつけなければいけない」と気にしており，「言葉の使い方をこのように変えたら，こんな良い結果が出た」という報告もある。

　眼科外来は，検査介助・診察介助・患者指導などに特殊性がある。I 自身は，自分一人がわかっているのではなく，眼科外来として誰にでもわかるマニュアルづくりと，気になる患者の継続看護の必要性を感じている。

2. 自己目標管理シートの記入例

　次ページ参照。

3. 面接・指導の実際
1）初回面接

　4月の面接で，「眼科疾患の症状と検査との関連が理解でき，緑内障の患者と糖尿病の患者を受け持ち継続看護に生かす」と「前年に作成した眼科外来の手順に視野検査を詳細に追加記載しチーム会で発表する」という目標が挙がった。この面接では，目標を達成す

自己目標管理シート（スタッフ用）		平成14年度
所属　外来		氏名　I 准看護師（ダイヤモンド研修生）

＜目標＞（達成すべきゴール）	＜具体的実施計画＞（方法・いつ・何を・どうするのか・工夫）
1. 眼科外来看護においての専門性を高め，やりがいが感じられる看護が実践できる	・視力検査，眼圧測定，シルマーテスト，CFF（視野色覚検査），測定を修得し，病状との関連が理解でき，継続看護に生かす（緑内障の患者1名。DM患者1名）。また，修得した検査においては，現在の看護手順に簡略されているところを詳細に手直しする 最終的にBチーム会で紹介することができる

中間自己評価　9月25日　5　4　③　2　1	課長評価　10月13日　5　4　③　2　1
＜達成状況＞ 　DM患者の継続看護に対しては現在継続中 　緑内障の患者の継続看護ができていない 　視野検査（視能矯正）の本が難しく，なかなか勉強が進んでいないことが原因 　後期，12月中旬までには，読んで自分のものにする	すべてをマスターすることは難しいが，ポイントとなるべきところのセレクトから始め，そこから枝葉を出すようにすればよいのではないかと思う

最終自己評価　2月8日　5　④　3　2　1	課長評価　2月13日　5　④　3　2　1
＜達成状況＞ 　DMと緑内障患者の継続看護はできた 　眼科検査についても実践に生かされている 　CFF（視野色覚検査）に関しては，ORT部門なので，本の上だけの勉強になった	DMと緑内障患者の継続看護はできたことは評価します 　自分の決めたことはやり抜こうという精神を持っているので，その点は心配していません 　自分で決めたことは自分でということなので，目標に向かって進んでください

＜自己の新たな課題＞

| 5 できた
（81％以上） | 4 だいたいできた
（80〜61％） | 3 半分できた
（60〜41％） | 2 あまりできなかった
（40〜21％） | 1 できなかった
（20％以下） |

るための具体的計画は，中間と最終で自分を振り返ることができ，達成感が得られるような計画を考えるようにアドバイスし，計画の修正を指導した。

2）中間面接

　初回面接でアドバイスした具体的実施計画の修正ができていなかった。これは，4月の面接で時間をかけて説明したので，修正ができているだろうと思い，確認をしなかった課長の責任である。中間面接まで管理の不備を反省する。継続看護に関しては，糖尿病の患者を受け持つだけにとどまっていた。糖尿病の患者は数も多く，本人が内科の経験があることから，生活指導など自分の知識でかかわれる部分があり，受け持ちをしやすかったと考えられる。しかし，どのような患者に対しても検査・治療・処置の関連を理解してかかわるのが専門性を高めることであり，それが自分の強みをつくることであるとアドバイスした。

3）最終面接

　継続看護は，糖尿病の患者と緑内障の患者を受け持って継続的にかかわった。視野色覚検査については「本を読むことに終わった」と本人は自己評価に書いているが，わからないところは視能訓練士に聞くなどして，ある程度自分のものにしたようである。視能訓練士との協働の場面で，自分がしてはいけないことと思いあっさり手を引くのではなく，看護師でなければ気がつかない患者の状況を，専門職としての視点で見なければいけないことを話し合った。

　最終的にチーム会で成果を発表することについては，「眼科のカルテの見方，略語の意味と内容など，誰が異動で来てもよいように整理して発表できた」と，一つのことを達成した喜びを語っている。

　目標管理シートへの記載の仕方には問題があるが，パートの准看護師とはいえ，目標管理の意味と仕事を通して自己成長することの意味，また自分の思いを文字で表すことの意味を，面接の場面でもっと丁寧に指導するべきであったと反省する。上司として十分なかかわりができたとはいえない。

　しかし，後日Iからは，「今思えば，レベルの高いことを指導してくれたのですね」という言葉を聞いた。私の未熟な指導に対しても，目標を達成していくことの意味をくみ取ってくれたことを感謝する。

> **この面接へのコメント**

部下をサポートする姿勢があることは面接でも確実に示しましょう

　パートの准看護師の事例である。当看護部では，パートスタッフも自己目標を立てて取り組んでいる。Iは当院での経験も長く，仕事は確実にできるが，ものの言い方で時々患者から苦情があり，本人も随分悩んだ時期がある。

初回面接時：具体的実施計画の修正を促している。外来のパートの場合，医師の補助的な仕事がほとんどで，主体的に取り組む姿勢が養われているとはいえない。それは，本人や課長の問題ではなく，今までパートナースにはそういうかかわりしかできていなかった当看護部の問題である。そのことを踏まえて，本人が適切な目標を文字で表現できるように，丁寧にアドバイスし，修正できたことを確認する必要がある。

中間面接時：課長は初回面接で目標の修正を指導しながら修正後の確認をしなかったのは課長の責任であると述べている。フィードバックメモの項で紹介したように，サポートが足りなくて申しわけなかったと謝罪することも，信頼関係を築く上で重要である。文面からはアドバイスに具体性が見えないのが残念である。

最終面接時：結果的に目標はほぼ達成できている。課長は十分なかかわりができたとはいえないと述べている。仕事ができる人の場合，よほど問題がなければ本人任せになることが多い。特に外来では，それぞれが独立した形で職場が分散しているため，その気にならなければ，プロセスにかかわることは難しい。そのことも考慮に入れ，部下をサポートする姿勢でいることが伝わる工夫をする必要がある。

事例10
看護補助員のやりがい支援につながった面接

課長　市原和江

1．J看護補助員の背景

　当院で10年の経験者である。まじめできちょうめんな性格であり，仕事も丁寧で完璧にやり遂げようとする姿勢がみられる。業務も確実に実施するので，信頼して任せることができる。

2．自己目標管理シートの記入例

　次ページ参照。

3．面接・指導の実際
1）初回面接

　目標設定については，目標1は「器材庫，リネン庫を整理整頓する」としている。この目標は当院が8月に病院機能評価受審が決まっており，それに向け病棟内の整理整頓が大きな課題であることを所属会などで伝達していた。そこで，看護補助員として利用する機会が多い器材庫，リネン庫の整理整頓を率先して行うことを目標にしている。面接の中では片づけ上手なセンスを生かし，効率よく使用しやすい収納配置や物品整理をスタッフと協力して行ってほしい旨を伝えた。

　目標2は「病棟間の貸借物品の管理をする」としている。病棟目標にスタッフ全員が病棟内の器械・物品整理を分担し，責任を持って点検することに取り組むこととなった。そこで，看護補助員にもスタッフと共に役割を分担した。そして，この役割を自己目標に挙げ，目標達成できれば所属目標達成に貢献できることを助言した。

2）中間面接

　目標1は，決められたスペースをどう効率的に活用すれば，効果的な整理整頓が可能なのかを検討し，配置を考えていった。引き出し付きの衣装ケースや100円均一の容器など

自己目標管理シート（スタッフ用）　　　　　　　　　　　　　　　　　　　　　　　平成14年度

所属　〇〇病棟	氏名　　J看護補助員
＜目標＞（達成すべきゴール）	＜具体的実施計画＞（方法・いつ・何を・どうするのか・工夫）
1. 器材庫, リネン庫を整理整頓する	①器材庫・リネン庫の物品は, 必要時すぐに使用できるように準備する
	②物品を補充する
	③物品を修理する（メガホン, エプロンなど）
	④引き出しの収納物品は, 取り出しやすく整理する（パジャマ, バスタオルなど）
2. 病棟間の貸借物品の管理をする	①貸借物品は月に3回, 日を決めてチェックし各病棟に確認する

中間自己評価　9月15日　5　④　3　2　1	課長評価　10月8日　⑤　4　3　2　1
＜達成状況＞	
目標1に対して, 器材庫・リネン庫の物品はすぐに取り出せるようにできたと思う。整理整頓についてはリネン庫はできたが, 器材庫は収納物品の置き場所が変わったため, 自分が考えていたようにできなかった（ワゴンがいつも乱雑になっている）	目標1については, 病院機能評価受審に向け病棟内の物品整理, 収納場所の変更など, アイデアを生かした整理整頓も責任持ってできました。ディスポ製品の在庫減数に関しても協力してもらい実現できました
目標2に対しては貸借チェックを定期的に実施できていたと思う	目標2については, 定期的なチェックが実行でき, 他病棟との連絡や報告ができていたと思います
	後半も, この調子で目標達成に向けて頑張ってください

最終自己評価　1月30日　5　④　3　2　1	課長評価　2月17日　⑤　4　3　2　1
＜達成状況＞	
目標1に対して, リネン庫の物品に関しては前年と同様にできたと思う。器材庫は整理して置き場所の移動も考えてみたが, どうしても乱雑になってしまう（観察室の利用が多く, 器械収納に使用する頻度が多かったため仕方がないと思う）	目標1, 2については, ほぼ目標達成ができたことは評価できます。機能評価に向けての整理整頓や器材庫の整理などとても助かりました。依頼した業務も確実に実施してもらえるので信頼できます。今後も患者さまの環境整理に配慮し, 少しでも良い環境で入院生活を送っていただけるようにお互いに気をつけていきましょう
目標2に対して, 貸借物品の管理はできたと思う。貸借の白板にはいつもいっぱい書いてあるので気にはなるが, 長期の貸借が多く, これも仕方がないと思う	

＜自己の新たな課題＞
環境整備や配茶時に, 患者のベッド周囲の整理整頓を行っていきたい

5　できた（81％以上）	4　だいたいできた（80〜61％）	3　半分できた（60〜41％）	2　あまりできなかった（40〜21％）	1　できなかった（20％以下）

お互いにアイデアを出し，工夫できたことで随分と使いやすく整理することができた。また，ディスポ製品の在庫を減数できたことも空きスペースの確保につながったことで評価できる。

目標2は定期的に曜日を決め，チェックすることで物品の貸借が明確になった。貸借が不明な点は，スタッフに声かけするなどフィードバックができていた。後半に向けても，この調子で頑張ってほしいことを伝えた。

3）最終面接

目標1は病院機能評価受審に向けた病院全体の取り組みを個人の目標に落とし，目標達成できたことでは達成感にもつながったと考える。また整理後の使用についても大きな問題はなく，外見上も整理整頓できたことで見やすくなり，とても使いやすくなったと評価できる。

目標2は，担当が責任を持って行ったことで，以前に比べ個人へのフィードバックができるようになり，貸借が明確になってきたと評価できる。

この1年，目標達成を意識し取り組んでいる行動は日々とても大変であったと思うが，生き生きと輝いていたように感じる。看護補助員として組織，あるいは看護部の目標を受け，所属でできることを見つけ，主体的に実践できたことは高く評価できる。目標達成できたことがやりがいとなり，また次の目標へのチャレンジになると考える。

> **この面接へのコメント**

経験豊富な補助員の力を信じた面接です

　パートの補助員も全員が目標による自己管理をしている。看護補助者として，患者の環境整備，メッセンジャー業務，便器・尿器の洗浄，入浴介助，患者の搬送，物品や器材の整備などが主な業務である。Ｊ補助員は，当院での経験も長く，補助業務に精通しており，看護師の力強い支援者である。

初回面接：医療機能評価を受ける準備として，Ｊが自ら挙げていた目標を支持し，片づけ上手なところを認めて仕事を任せている。

　目標2では，組織の一員として病棟目標に挙げている，病棟間の物品や器材の貸借の管理に力を貸してほしいと協力を求め，看護師と共に補助員として実践可能な役割を分担している。補助員なら誰でもできるというものでもないが，職場に慣れていること，看護師にもきちんとものが言えること，仕事が確実というところを認めている。物品の貸借はなかなか管理がしにくい。看護師の場合，交代制勤務で，同じ人が同じ時間帯にいるわけではないので，毎日日勤のＪに役割の一端を担ってもらったことは，本人の力を認めたことになる。

中間面接：目標は確実に達成しており，本人のアイデアや行動を褒めている。物品の貸借管理も責任を持ってできており，その労をねぎらっている。

最終面接：実践したことが形に現れることは，大いにやりがいにつながるものである。目標に主体的に取り組む姿勢や目標が達成できる喜びが，生き生きと輝けることを，周囲の人にも感じさせた事例である。

事例 11
主任リーダーとしてのあり方を支援した面接

課長　市原和江

1．K主任看護師の背景（卒後17年目）

　脳神経外科病棟の主任として3年目になる。また看護部教育委員として院内現任教育計画の企画・運営に携わっている。主任の役割として必要とされる看護実践者の役割モデルとしての能力は優れており，日々の業務においてもスタッフ指導や看護判断場面で生かされている。性格的に早急過ぎる場面もあるが，すぐに実践に移す行動派タイプであり，リーダー的素質を持っている。スタッフからは看護実践者としての信頼も高く，開放的で明朗な性格から誰からも慕われる雰囲気を持っている。業務上，何事に対しても前向きなプラス思考で問題解決しようとする姿勢がうかがえ，うまく周囲を巻き込みながら看護実践を行っている。

2．自己目標管理シートの記入例

　次ページ参照。

3．面接・指導の実際
1）初回面接

　目標設定については，目標1は「病棟での直接嚥下開始のマニュアルを作成し，使用する」としている。これは病棟の専門性のスキルアップを目的に3グループに別れて取り組みをしている一つである。6～7人のメンバーで嚥下に関して取り組みを始め，勤務異動などで毎年多少メンバーの交代はあるが3年目の取り組みである。また「嚥下」については，K自身のキャリアプランとして中・長期目標の課題として取り組んでいる内容でもある。このため，キャリアプランの課題を自己目標管理シートの年間目標の一つにリンクさせた計画で，取り組むように指導した。

　口腔ケア・間接訓練の方法・評価表作成などの経過を経て，今年度は直接嚥下開始のマニュアル作成とその運用を目標にしている。病棟では各グループが年間の具体的実施計画

自己目標管理シート（主任用）　　　　　　　　　　　　　　　　　　　　　　　　　　　平成14年度

所属　○○病棟	氏名　K主任看護師（エメラルド研修生）
<目標>（達成すべきゴール）	<具体的実施計画>（方法・いつ・何を・どうするのか・工夫）
1．病棟での直接嚥下開始のマニュアルを作成し，使用する	①過去3年のカルテからデータ収集し，リスクと観察ポイントの資料を作成する（6〜8月） ②データを基にマニュアルを作成する（8〜9月） ③マニュアル運用の病棟勉強会をする（10月）→実践→評価
2．日勤帯のリーダーとメンバーの業務終了時間の差が15分以内になる	①6〜7月の1ヵ月間，日勤者全員の業務終了時間のチェックを行う ②7月のリーダー時のスケジュール表を1人1回記入してもらう ③8〜9月に問題点の検討→対策を考える→指導を行う ④10月に中間評価（終了時間チェック・スケジュール表） 　→再度検討・指導→1月最終評価を行う
3．直接嚥下訓練をスタッフが同レベルで判断できるための研究をする	①5月中に研究計画書を作成する ②計画書に基づき3月までに論文を作成する→中間評価で中止する

中間自己評価　9月19日　5　4　3　②　1	課長評価　　　　　9月25日　5　4　③　2　1
<達成状況> 　目標1に対して，嚥下グループでは直接嚥下のマニュアルが作成でき，10月に病棟勉強会をする予定 　目標2に対して，8月にリーダーとメンバーの終了時間を調べたが，まだ対策の検討までは至っていない 　目標3に対して，研究計画に基づき文献検索は行ったが9月から看護協会主催の看護研究研修会の参加が決まり，グループ研究をほかのテーマで行うため，目標を中止する	目標1については，直接嚥下に向け今までの実践を参考に，段階的な方法を取り入れたシートが作成でき，よかったと思います。後半，勉強会後，対象患者に実践の中でマニュアルを数多く使用し，評価・改善できることを期待しています 　目標2については，調査のみで計画が遅れ気味ですが，後半，現状の分析・評価をし，結果を踏まえて改善策および実践までのアプローチを考えてほしいと思います 　目標3については，急に研修会参加が決まり途中で中断という結果になり残念です。今回の研修会の学習を生かして次の研究テーマで再度挑戦してほしいと思います

最終自己評価　1月30日　5　4　③　2　1	課長評価　　　　　2月10日　5　④　3　2　1
<達成状況> 　目標1に対して，嚥下グループで作成した経口摂取のマニュアルを使用した事例があるので，今後症例を研究的にまとめる予定。グループの活動への支援はできたと思う 　目標2に対して，集めたデータを分析した結果，リーダー時とメンバー時の終了時間の差はなく，個人の問題となる部分が多かった。今後は，時間管理をして業務ができるようにスタッフに働きかけていく必要があると考える	目標1については，マニュアルや評価表を使用できた件数・内容を評価・修正をする段階になっていると思います。成果としてぜひ事例をまとめてほしいと思います 　グループへの支援についても十分に評価できると思います 　目標2については，データの評価はスタッフに公表することで意識づけになり，効果的ではないでしょうか。しかし，リーダー個々への指導については，具体的に方法を考えることが必要だと思います

<自己の新たな課題>
看護研究研修会「じっくりセミナー」で取り組んでいるプリセプター支援に対する研究を完成させ発表する
研究の方法を学んだことをほかのスタッフにもフィードバックし，共に研究を楽しめるようにしていきたい

5　できた　　　　4　だいたいできた　　3　半分できた　　2　あまりできなかった　　1　できなかった
　（81％以上）　　　（80〜61％）　　　　（60〜41％）　　　（40〜21％）　　　　　　（20％以下）

を５Ｗ１Ｈで立案，５月末には企画書を提出し，グループのメンバーそれぞれが自発的に役割を分担し，定期的な集まりを持ちながら計画を進める。

しかしＫの性格上，早急で行動派タイプであることを視野に入れて，グループ活動の中では，Ｋとして一人ひとりのメンバーの力や，それぞれが役割を通してやる気を引き出せるかたちで，目標達成してほしいことを伝えた。Ｋがリーダーシップを取り過ぎるとメンバーの成長にならないこと，それにはＫ自身ができるだけサポート役となり，グループ活動を支援してほしいことを指導した。

目標２は「日勤帯のリーダーとメンバーの業務終了時間の差が15分以内になる」という業務改善およびスタッフ育成を目的とした目標設定をしている。日々の日勤業務でリーダーの業務終了時間がメンバーよりも延長していることに問題点を感じ，効率的に時間配分ができるよう病棟のリーダー業務の見直しも考慮の上，反対チームの主任と共に現状分析，対策，指導と具体的計画を立て，取り組みを考えている。この目標は管理面を意識した取り組みであり，業務改善を期待していることを伝えた。

目標３は今までの取り組み結果を参考に，「直接嚥下訓練をスタッフが同レベルで判断できる指標をつくることができないか」に着眼した研究をすることを計画している。Ｋにとって「嚥下」に関して，３年間取り組んだ中で一つの区切りとして，成果をまとめるには良い機会であると助言した。

２）中間面接

目標１のマニュアル作成は予定どおり進み，10月の勉強会に向け準備中の段階であることを確認した。今後，勉強会で運用方法を説明した上で，対象患者にマニュアルを使用し，使用状況によりマニュアルを評価・修正する予定とした。

目標２はスケジュール表記入による現状データの収集のみに終わっており，計画はやや遅れ気味である。面接では後半に向けて，まず早急にデータ分析を行い，何が現状の問題点なのかを明らかにし，問題解決に対しどのような方法でアプローチすれば効果的なのかを検討してほしいことを伝えた。問題点によってはすぐに改善できることもあるが，ある程度準備が必要なことも予想されるので，慎重に考えることも目標達成には必要な点であることも話し合った。

目標３は看護協会主催の「じっくりセミナー」への参加が急に決まり，そこでの共同研究が新たな課題になったため，目標を一時中断し，次の機会の研究テーマとすることにした。

3）最終面接

　目標1のマニュアル作成および運用に向けての病棟勉強会開催，対象患者への実践も数例でき目標は達成できたと評価できる。グループへの支援についてもそれぞれメンバーが役割を持ち目標達成できた点では，主任としての役割が果たせ十分に評価できる。今後実践で活用件数を増やすことで評価・修正し，より実践で使えるマニュアルにしてほしいことを伝えた。

　目標2についてはデータ分析により，問題点の抽出までにとどまり，対策・指導までに至らなかったことは残念である。今後，個人に関する問題に対し指導をする上でも，データ分析の結果をリーダー会や病棟所属会でスタッフに公表することを提案した。また，改善策を提示し進めていく点でも協力が得られやすいと考える。以上の結果から目標達成ゴールの7割は達成できたと評価した。

🐚 この面接へのコメント 🐚

主任のリーダーシップをサポートした面接です

　当看護部は，所属に2名の主任を配置している。主任は，課長を補佐しながら，現場監督としてスタッフの役割モデルになり，実践を通して部下の育成を求めている。看護ケアのモデルでもあり，目標管理のモデルでもあり，委員会活動のモデルでもあるという状況で，主任は多大な期待を背に受け役割を果たそうと努力している。

　当看護部では，主任は全員が「5年後の私（5年長期目標）」に取り組んでいる。Kと課長は比較的長くペアを組んでおり，お互いの信頼関係は強い。

　目標の挙げ方は指導するまでもない。ただ，性格がやや早急で行動が先に出るタイプであることから，課長としてはリーダーとしての有り様に注目して面接を進めている。リーダーは，スタッフを信じて，待ちの姿勢でいることの大切さを考えさせ，自分が率先して行動するのではなく，周囲のやる気を引き出す側に回るように念を押している。

　この事例では，目標1，2，3それぞれについて，面接時の状況を述べている。これでわかるように，指導的なことは極力抑えている。目標面接は，こちらが言いたいことを言うための時間ではない。特に大きく軌道修正をしなければならない場合を除いて，本人の考えをよく聞き，その意見を尊重し，ポイントだけをきちんと押さえて，お互いの意思が確認できればよいのである。

　所属に主任が2人いるので，2人がいつも協力体制が組めるように，課長が気を配っているところも注目するところである。

　この事例は，目標面接のモデルと評価している。

事例12
課長の管理者としての成長を支援した面接

多羅尾美智代

1．L看護課長の背景

　当院での看護師経験は約20年である。地域医療室の課長を2年経験後，整形外科・眼科・耳鼻科の混合病棟に異動したばかりである。管理経験は浅い。スタッフを20人以上も抱える病棟での看護管理は初めてで，Lは不安を抱えながらの新しい出発である。性格は明るく親しみやすく，コミュニケーション能力は優れている。

2．自己目標管理シートの記入例

　次ページ参照。

3．面接・指導の実際
1）初回面接

　まず，いつも明るく人当たりがよいのでコミュニケーションがとりやすいことを褒めた。次に，勤務異動をしてもらったので，新しい職場で困っていることはないかと尋ねた。Lは「新しい職場でスタッフに受け入れられているかどうか不安がある」と訴えた。Lはコミュニケーション能力に優れており，現場に強いので受け入れられると信じていると述べ，自信を持ってほしいと伝えた。看護は現場が第一だから，Lには病棟での管理が向いていると思うし，大丈夫だと励ました。「主任の1人が以前一緒に働いていた人なので心強い」という言葉が返ってきた。主任が2人共十分なベテランで，課長の補佐もでき，スタッフ育成もできるので，自分一人で抱え込もうとしないで主任を活用するように勧めた。困ることがあれば相談に乗るので遠慮せずにいってほしいことも伝えた。ただ何をする時も患者の視点を外さないようにと念を押した。

　目標に対しては，実施計画に具体性がなく，評価の視点が明確でなかった。何を，どのようにするかを具体的にした方が行動に移しやすいと指導した。元の計画をここに提示することはできないが，1－①はどのように支援するかを具体的に示した方がよい。1－③

自己目標管理シート（課長用）　　　　　　　　　　　　　　　　　　　　　　　　　　平成14年度

所属　〇〇病棟	氏名　L看護課長
＜目標＞（達成すべきゴール）	＜具体的実施計画＞（方法・いつ・何を・どうするのか・工夫）
1．自己目標管理シートについて，面接を予定内に終えることができる	①自己目標管理シートの提出期限が守れるように働きかける ②面接は計画的に行う（1日2名ずつ予定する） ③必要時，主任と一緒に面接をする
2．面接時のアドバイスが役に立ったと評価される面接ができる	①個人情報を整理し，目標に沿ったアドバイスをする

中間自己評価　9月 19日　5　4　③　2　1	課長評価　9月 25日　5　4　③　2　1
＜達成状況＞ 　面接は約2ヵ月半かかったが全員できた 　今回は，この所属で初めてだったので，情報収集に重点を置いて進めていった。次回からは適切なアドバイスができるように取り組んでいきたい 　主任と一緒に面接をする人を2名予定していたが，今回は都合によりできなかった	面接に2ヵ月半は長いです。間延びすると緊張感が薄れるので，できるだけ短期間でメリハリをつけた方がよいのではないでしょうか 　明るい，気安いというのはリーダーの条件ではありますが，適度の厳しさも必要です 　現状に合った適切な指導をしたいので，報告，連絡，相談をこまめにしていただきたい

最終自己評価　　月　　日　5　4　③　2　1	課長評価　　月　　日　5　4　③　2　1
＜達成状況＞ 　今回は1ヵ月半で面接を終えることができた 　状況により，主任に参加してもらうことができた 　時間外に行った人も数名いたが，本人の了解の下に進めることができた 　目標に沿ったアドバイスができたかについては，適切にというところまではいっていない	面接はほぼ予定どおりできたようですね。適切なアドバイスをするためには，目標設定の仕方が大事です。目標がその人のキャリアに合っているかを見るのが一つのポイントです 　ファーストを終えて，看護管理の視点が定まったことと思います 　スタッフに「さすが」といわせることができればよいですね

どのような職場にしたいと考えていますか
スタッフと何でも話し合える明るい職場にしたい

5　よくできた　　4　できた　　　　3　だいたいできた　　2　やや劣る　　　1　劣る
　（91％以上）　　（81〜90％）　　　（61〜80％）　　　　（51〜60％）　　　（50％以下）

はどのようなケースかを明確にした方が評価しやすい。2－①も具体性に欠けるので達成感につながらない，と管理シートに記してLに返し修正を促した。その上で，Lが自分の目標設定をきちんとすることで，スタッフの目標を指導する視点が養われることも説明した。その結果，Lが主体的にこの目標に修正した。しかし，実質的には上司である私自身が目標を修正したことを確認していなかった。修正後にもう一度提出するように指導するべきであったと反省している。

2）中間面接

病棟での管理をして半年が過ぎたが，特にトラブルもなくやっていることを褒めた。目標を変更したことの確認をとり，再提出するように指導していなかったことをわびた。スタッフとの信頼関係が十分確立していない時期での目標面接は，大きな負担であったと本人は述べた。その気持ちはよく理解できると認めて，彼女の思いを共有した。その上で，初回のスタッフ面接に2ヵ月半かかっていることを指摘し，できるだけ短期間でメリハリをつけた方がよいと指導した。そうしないと，年中ダラダラと面接をすることになり，L自身もこの負担を常に抱えることになると注意した。

明るく，気安くものが言えることは，リーダーがそなえるべき条件ではあるが，適度の厳しさも必要であると話した。また，その場その場で現状に合った適切な支援をしたいので，スタッフのこと患者のことなど，現場からの報告をもっと気軽にしてほしいと希望を伝えた。

Lは看護管理者認定教育のファーストレベルを受講することになっており，そこで視野を広めて看護管理の視点を養い自信をつけてほしいと期待した。

3）最終面接

ファーストレベルを終了した後だったので，その労をねぎらった。もっと早く行ってもらうべきであったのに，職場の都合で受講が遅れたことをわびた。留守中主任が力を合わせて代行業務を務めたことを伝えた。スタッフの面接は1ヵ月半で終えることができたことを褒めた。

面接が時間外に及んだことについては，原則は時間内に行うべきであるが，本人の了解がとれた場合と，時間外にゆっくり面接を受けたいと希望する場合はそれでもよいと認めた。今まで系統立った研修を受ける機会がなかったが，この度のファーストでは良い学びをしており，管理の視点が定まってきたので，前向きにやっていってほしいと伝えた。

事例 13
課長の病棟運営を支援した面接

多羅尾美智代

1．M看護課長の背景

辞令を受けて10年目のベテラン課長である。管理者としてのビジョンをしっかり持っており，常に患者とスタッフの視点で物事が考えられ，管理能力に優れている。感情は常に安定しており，スタッフからの信頼は厚い。看護部の事故防止委員会の委員長でもある。産科病棟，整形外科病棟の課長を経験し，現在脳外科・消化器内科・循環器内科の混合病棟を担当している。

2．自己目標管理シートの記入例

次ページ参照。

3．面接・指導の実際
1）初回面接

目標は，1．時間管理と，2．診療部との連携の2点を挙げている。時間管理が特に良くないわけではない。当看護部の課長の目標は，課長の管理の癖のアンケートから，スタッフからの評価の低い項目を一つ選んで課長の目標を挙げることにしている。しかし，Mはスタッフの評価は抜群に良く，しいていえば，「時間を効率よく使うように言いますか？」の項目がやや低い程度であった。

診療部との連携については，脳外科の患者の在院日数が長引くことと，医師とのコミュニケーションがとりにくいことで，医師・患者間，医師・看護師間でトラブルが多いため，病棟運営について診療部と課長・主任が定期的に話し合いを持つことを目的にしている。目標の挙げ方には問題はない。Mには安心して任せられるので，思いどおりやってほしいと伝えた。

第3章　目標管理・面接事例集

自己目標管理シート（課長用）　　　　　　　　　　　　　　　　　　　　　　　平成14年度

所属　〇〇病棟	氏名　M看護課長
＜目標＞（達成すべきゴール）	＜具体的実施計画＞（方法・いつ・何を・どうするのか・工夫）
1．スタッフが時間を効率よく使うように意識づけができるように積極的に働きかけをする	①業務終了個人目標設定時間の声掛けをする ②残務内容・終了時間を確認する ③適宜な場面で適宜に面接し，個別指導をする
2．診療部との連携を図り，業務の効率化・改善のための関連診療科との病棟運営会議を定期的に行う	①脳外科：月1回。消化器・循環器：2ヵ月に1回 ②病棟での問題点を明確にし，改善策を考える
中間自己評価　9月17日　5　4　3　②　1	課長評価　9月25日　5　4　③　2　1
＜達成状況＞ 1．については，①の声かけは90％できた。②については，業務内容の確認など50％程度しかできていない。③については，適宜な場面での指導は十分できていない。中間面接時には個別指導をする予定 2．については，上半期脳外科3回，消化器1回のみで，50％も達成できていない	物事の判断が明快で，スタッフを納得させられるので，申し分ありません 　Mの場合，目標の一つを「管理の癖…」のアンケートからとること自体，無理があったと反省しています。「管理の癖…」ではいつも高い評価を得ているので，無理にこだわる必要はなかったのです 　診療部との連携では，いつも苦労をかけていると思っています。今までできなかったことが，できたという事実は，すごいことです。よく頑張りました。これからは診療部との連携は避けて通れないので，引き続きよろしくお願いします 　次回，セカンドを受けたらどうですか
最終自己評価　　月　　日　5　4　3　②　1	課長評価　　月　　日　5　4　③　2　1
＜達成状況＞ 1．の①については，後半，声かけをしなくても，リーダーやスタッフから自主的に終了時間を設定していう習慣が定着した。②については，設定時間に終了できたのは50％程度であった リーダーの残務が目立つが，主任たちが課題で取り組むため，今後も主任たちを支援したい 2．は，双方の予定が合わず，50％の実施であった	日頃から模範的な管理をしてもらっているので，もっと良い評価をしたいところですが，目標に対する評価としては，評価基準に照らせば致し方ないのでしょう 　2．については，相手があることで，今までできなかったことが，下半期もできたのですから，評価に値します。実際に，病棟運営に困っているのだから，今後も粘り強く実施されることを希望します 　そのほかの管理姿勢はいうことありません

どのような職場にしたいと考えていますか
・事故のない安全で安心な医療・看護が患者さまに提供できること
・お互いが前向きな意見を言い合うことができる，風通しの良い職場環境
・自分の意見をきちんと言うことができ，仲間の意見も十分聞くことができる職場風土

5　よくできた （91％以上）	4　できた （81～90％）	3　だいたいできた （61～80％）	2　やや劣る （51～60％）	1　劣る （50％以下）

2）中間面接

　自己評価は2（やや劣る）であった。彼女はいつも自分には厳しい。まず，物事の判断が明快でスタッフを納得させられるので，管理の視点と行動力は申し分ないと褒めた。目標1の時間管理については，主任が時間管理委員会の副委員長で，しっかり時間管理指導をしており，Mが主任に権限を委譲している部分がある。そのため，Mが時間を効率よく使うように言葉に出す必要がなかったし，主任をサポートする立場である。アンケートでほかの項目に比べてやや低い結果になったというだけのことであった。そもそも，Mには，アンケートから目標設定をすること自体に無理があったことになる。私は彼女に「ほかの課長と同じように，一律にアンケートから目標を挙げるようにいったことは適切ではなかった」とわびた。

　診療部との連携は，今まで何回申し入れても実現できなかったことができたのだから，それはすごいことだと褒めた。看護管理者認定教育のファーストレベルを終えて大分経過したので，セカンドレベルを受講することを考えるよう提案した。

3）最終面接

　自己評価はやはり2である。目標評価の評価基準は60％以下は2としているので，本人が目標としている成果は60％以下ということになる。目標管理の評価は，その目標に対してのみ評価するのが原則である。また，目標評価は絶対評価でなければならない。ほかの誰かと比べて評価したり，管理能力全般を評価するシステムではない。その人が今何を目標に取り組んでいるか，その目標は達成されたかを，事実を基に客観的に評価しなければならない。そういう意味では，目標の6割程度しか達成できなければ，評価が2になるのはやむを得ない。本人は目標評価の意味を正しく理解していることであり，その事実を認めた上で，それでも私は上司評価を3とした。

　コミュニケーションのとりにくい医師にも，言うべきことはきちんと言い，話し合いの時間を持つよう働きかけ，回数は少なくても話し合う場をつくっている事実はすごいことだと褒めた。根負けせず続けてほしいと希望を伝えた。目標は達成できなかったが，ほかの面での管理姿勢については申し分ないことも伝えた。

事例 14
スタッフからの評価が厳しかった課長への面接

多羅尾美智代

1．N課長の背景

　課長経験10年目のベテランである。外科病棟の看護管理を担当して6年になる。緩和ケア委員会の立ち上げに最初からかかわり，現在も主要メンバーである。人当たりは良く言葉づかいが丁寧なことと，常に患者の視点で物事を判断する姿勢には定評がある。

　一方，スタッフには時に言葉足らずのことがあり，誤解を招くことがある。本人は「言うべきことがきちんと言えない」と自分を評価している。患者のベッドサイドによく足を運び，患者・スタッフの情報など，ありのままを適切に報告し，私の判断の助けになっている。神戸研修センターの看護管理者認定教育セカンドレベル受講を予定している。

2．自己目標管理シートの記入例

　次ページ参照。

3．面接・指導の実際
1）初回面接

　緩和ケア委員会に尽力してもらっていることの労をねぎらうと共に，平均在院日数が短く病床稼働率の高い病棟を長年受け持ってもらっていることの労をねぎらった。患者のことをよく知っていることは，患者に視点がいっている証拠であると褒めた。

　目標は，言葉足らずで誤解を招いていることがあることを自身が認め，1に伝えなければいけないことはきちんと伝える。2にアンケート結果から「職場のルールに従うことをやかましく言いますか」の項目を挙げている。患者にやさしく，家族からも良い評価を受ける人が，なぜスタッフから厳しい評価になるのか，私としても理解に苦しむところである。多分，言いにくいことを言おうと思えば人は誰でも構えてしまい，つい語調がきつくなるのではないかと思う。そのことを伝えて，この目標でやってみることを支持した。

自己目標管理シート(課長用)　　　　　　　　　　　　　　　　　　　　　　　　　　　平成14年度

所属　○○病棟	氏名　N課長
<目標>（達成すべきゴール）	<具体的実施計画>（方法・いつ・何を・どうするのか・工夫）
1. スタッフに伝えなければいけないことはきちんと伝える（注意事項・確認事項も含む）	①所属会議，4者会，病棟運営会議，目標面接などの前には，伝えなければならないことをあらかじめノートに整理しておく ②日々のスタッフのケアや言動などで，気になることは確実に伝え，確認の必要なことをそのままにせず確認する
2.「ルールに従うことをやかましくいう」を60％以上にする	①すべての提出物の期限を守る。守れない人には必ず声をかける ②医療CS委員会で決めている「身だしなみ」について，守れていない人にはその場で声をかける

中間自己評価　9月17日　5　4　③　2　1	課長評価　9月25日　5　4　③　2　1
<達成状況>	
1-① 事前に一度まとめてはいるが，きちんととなると疑問です	目標に対しては確実に自己評価できているのでいうことはありません。後半頑張ってください
1-② 気になることなど直接的ではなく間接的な方が効果があると思える時はそのようにし，前年度を50％とすれば，今年度は60％程度と思われる	管理姿勢も，患者さんには丁寧だし，クレームに対しても丁寧に対応できているので安心して任せられます
2-① 自分自身が守れていない	セカンド終了ご苦労さまでした。セカンドを終了したのを機会に，院内広報にエッセーを書くことを勧めます。これからは，文章表現も訓練した方がいいですよ。文章を書くことで言葉での表現力もアップします
2-② 言葉づかいについて声かけできていない時がある	

最終自己評価　　月　　日　5　④　3　2　1	課長評価　　月　　日　5　④　3　2　1
<達成状況>	
1. について，所属会や4者会の前にまとめてはいるが，前日になることが多く，十分とはいえない	目標はほぼ達成できたようで安心しました 何ごともこまめにすることが大事です 伝達事項はよほど気合を入れないと正しく伝わりません。とにかく，こまめに，自分の思いを言葉に出して伝える以外に方法はなさそうです Nの患者さんへの優しさには定評があります。あなたのスタッフは良い影響を受けて幸せですよ
2. について，約90％で目標は達成できた。提出物については何度も声かけをし，期限前でも早めに個別に声かけを行った 身だしなみについては，気になりながら先送りしたこともあった	

どのような職場にしたいと考えていますか
・所属会や病棟運営会議などで，データでものをいうようにする
・スタッフとコミュニケーションがとれる風通しの良い職場環境にする

5 よくできた (91％以上)	4 できた (81～90％)	3 だいたいできた (61～80％)	2 やや劣る (51～60％)	1 劣る (50％以下)

2）中間面接

　自己評価は3である。達成状況を聞くと，目標を気にして自分なりの努力はしているが，成果として現れていないとのことであった。目標の評価としては適切でいうことはない。患者に丁寧に対応していることと，クレームへの対応も丁寧で，安心して任せられることを伝えた。

　セカンドが終了したのを機会に，Nの看護への思いや，緩和ケアについてなどを，院内広報に発表することを勧めた。文章を書くことで考えがさらに深まるので，ぜひ挑戦してほしいと伝えた。

3）最終面接

　Nの患者への優しさは定評があると褒めた。あなたのうしろ姿を見ているスタッフは幸せだとも伝えた。

　目標は，後半自分でもかなり意識したと言い，自己評価は4になった。それでも，身だしなみなど，その場で言うべきことを先延ばしすることもあるようである。その場その場で，こまめに言葉に出すことが大事だと伝えた。

　そろそろ一度環境を変えることも必要かもしれないと思い，勤務異動についての本人の考えを聞いた。本人も同じ場所に長くいることで，少々マンネリを感じているようである。緩和ケアをしていることもあり，ターミナル期の患者が多い病棟で力を借りたいとのこちらの思いが先行して，同じ場所に長くなってしまったが，双方にとって，所属を変わることのメリットの方が大きいのではないかと感じた。機会を見て勤務異動も考えてみると伝えた。

第4章

目標管理・面接Q&A

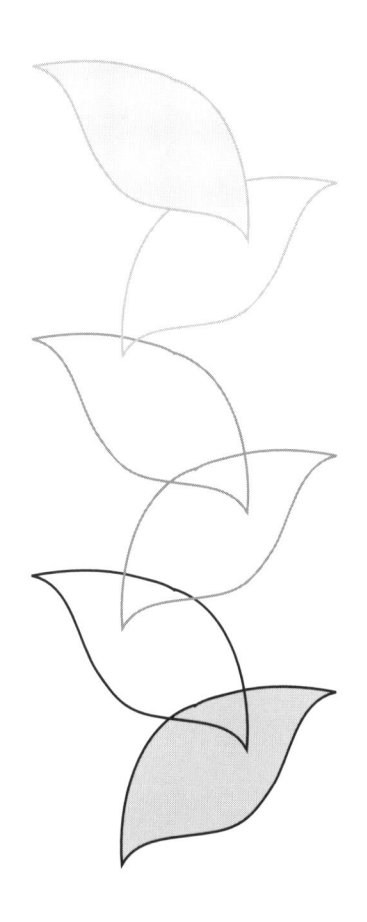

Q1 勤務時間内に面接をするには時間的余裕がありません。どうすればよいですか？

A 目標面接は，業務の一環として，勤務時間内に行うのが原則です。面接の時期になれば，課長は，勤務表を見て，日勤の時間内に面接ができるように割り振りをします。普通は1日2〜3人程度が無理のないやり方のようです。時間もあらかじめ決めておいた方がいいでしょう。当日は，面接対象のスタッフの仕事の都合を考えて，予定の時間を告げて了解を得ます。相手の時間が都合悪ければ，双方で相談して，朝のうちに時間を調整した方がよいですね。その日のリーダーにも知らせ，ワークシートに書き込むなど，その日の勤務者全員にわかるようにしておきます。そうすることで，皆で面接の時間を確保する体制がとれます。

　全員が面接を受けるのですから，面接も業務の一環と考えて，皆で時間を確保する雰囲気をつくることが成功の鍵です。

第4章 目標管理・面接Q&A

Q2 １回の面接時間はどれぐらいが適当ですか？

A　時間が許せば１時間はとっていただきたいところです。しかし，忙しい現場で１時間が無理であれば，最低30分は確保してほしいものです。

　目標を達成していく過程で，途中にも確認の面接をした方がよい場合があります。例えば，困難な目標にチャレンジしている時や，本人に自信がない場合などです。目標を途中で放り出す危険性のある人にも「１ヵ月に１回確認をさせてもらいますね」と約束をしておいて，「今どこまで進んでいますか？」と確認の面接をすることがあります。その場合は，必要に応じて10分でも５分でもよいのですが，年３回の目標面接はしっかり時間を確保することを勧めます。

　能力や成果を評価して処遇に反映させる成果主義人事を行っているところでは，２時間は必要だといわれています。

Q3 勤務異動をして間がないのでスタッフのことがよくわかりません。それでも面接はした方がよいですか？

A 面接はしてください。スタッフのことがよくわからないから，なお，面接をした方がよいのです。スタッフがどのような思いで仕事に取り組んでいるのか，何に価値を置いているのか，スタッフのいうことに耳を傾けていただきたいのです。そうすることでいろいろなことが聞こえてきます。

課長が勤務異動をした当初は，まず職場の現状を知ることが大事です。その上で，課長としてのビジョンを語ってください。どのような職場にしたいのか，スタッフにどうなってほしいのかを，自分の言葉で語ってください。そうすることで，スタッフは自分たちの進むべき方向が見えて心の安定につながります。

新しい職場で信頼関係を築く上でも，ぜひ面接を勧めます。

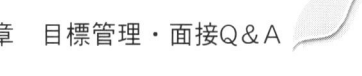

Q4 私は看護部長ですが，課長の面接もした方がよいのですか。評価はどうすればよいですか？

A　看護部長にとって課長との面接はとても大切です。課長はスタッフにも患者にも近い立場で仕事をしていますから，課長の目をとおして現場の状況が伝わります。課長は医師やほかの医療スタッフ共密接にかかわっていますから，病院全体のことが把握できます。

　現場を預かるリーダーとして，大変な苦労もしていますから，十分話を聞いてその苦労を共有することです。課長の考え方次第で所属の運営やスタッフのやる気が違ってきますから，いろいろな機会を利用して意思の疎通はしっかりしておく必要があります。

　目標に関しては，課長も全員が目標を持って達成に向けて取り組むのが原則です。課長の面接は看護部長がします。ただし，課長がスタッフの面接で時間的にも精神的にも余裕のない時期は避けた方が賢明です。評価は，あらかじめ評価基準を決めておき，評価基準に沿って行います。評価基準は課長会で話し合って，課長の納得の上で決めておいた方がよいでしょう。評価基準を見ながらお互いに納得できる評価をしたいものです。第2章，第3章の目標管理における課長の面接事例を参照してください。

Q5 主任が実際に現場でスタッフ指導をするので，主任と一緒に面接をしようと思うのですが，それでもよいのですか？

A 面接は1対1で行うのが原則です。1対2になると相手は圧迫感を感じて萎縮することにもなりかねません。自由に考えが言えなくなると面接の意味がありません。確かに課長がスタッフのことをすべて知っているわけではないので，主任と一緒にした方が合理的かもしれませんが，面接を受ける側のことを大事に考えた方がよいのです。

普段から課長と主任はよくコミュニケーションをとり，情報を共有することが大事です。面接の前に，主任の意見を聞いておくことです。こちらが言おうとしていることも伝えておいた方がよい場合もあります。面接が終われば，主任に現場でサポートをお願いすることもありますから，面接場面の雰囲気や個人の状況などを主任に伝えて共有しておきます。もし，主任と一緒に面接をする場合は，本人の了解を得てからにしてください。

面接は信頼関係が大事ですから，相手が何でも言える雰囲気をつくることです。

第4章　目標管理・面接Q&A

Q6

人数が多すぎて課長一人ではできません。主任に面接をさせてもよいですか？

A 人数にもよりますが，原則は所属のトップがした方がよいでしょう。40人程度のスタッフなら課長が一人でできる範囲だと思います。スタッフと1対1で話し合う機会はめったにありませんから，その機会は活用した方がよいのではないでしょうか。課長が多忙で時間がとりにくいと思っているのなら，その仕事の一部を主任かスタッフに代行してもらって，課長は面接を優先する方法もあります。面接にかける意気込みの程度をスタッフに知らせることも大切です。その意気込みがあるかないかで，目標管理そのものの位置づけが決まるといってもよいでしょう。

　主任にさせる場合は，何のためにそうするのか，目的をはっきりしておくことです。例えば，主任の育成のためとか，課長が長期研修などで長期間不在の時の代行など，目的がはっきりしていれば，そのことを全員に説明して計画的に準備をしなければなりません。主任にも面接の目的や心構え，面接の手順などよく説明して，権限を委譲することになります。その場合，報告，連絡，相談を確実にするように，その方法や手段も決めておいた方がよいですね。

　多くの課長が面接に負担を感じるのと同じで，主任はなおさら大きな荷物を背負うことになりますから，しっかりサポートが必要です。

　主任とスタッフのサポートは課長の責任です。それをしないで，「あなたの好きなようにやって」というのは責任の放棄です。課長の苦手な人を主任に押し付けるというのはもってのほかです。課長が面接は苦手だからといって，主任に「お願い」するのは，とんでもないことです。

Q7 年度の途中で異動するスタッフへの面接はどうしたらよいですか？

A 原則として，異動の前に面接をするのがよいでしょう。「この職場での経験で何があなたの成長につながりましたか？」「あなたにとって一番成長できたと思ったのはどのような時でしたか？」と振り返りのチャンスをあげてください。そして，その人が成長できたことを認めてほしいのです。

目標に関しては「ここまでできたね」という確認をしておきます。異動先によっては同じ目標を続行できる場合もあります。そういう場合は，異動した先で続けて頑張ってほしいと励まします。次の職場の課長に伝えてほしいことがないかどうかも聞いてください。職場を去るものとして何か意見があれば聞いておくのもよいでしょう。

今後の看護師人生で注意をしておいた方がよいと思うことがあれば，それも確実に伝えた方が親切です。周囲から信頼されるナースに育ってほしいと期待を込めて送り出します。

第4章 目標管理・面接Q&A

Q8 特に問題のないスタッフにも面接はした方がよいですか？

A 面接は全員にするのが原則です。こちらが問題がないと思っていても，相手は問題を感じているかもしれません。問題のある人だけ面接をするということになると，面接を受けた人は，自分には問題があると思われていると受け取りますから，良い結果は出ないように思います。また，面接を受けなかった人は，不公平感を持ちます。スタッフは敏感ですから，面接の順番も気にしているようです。こちらが何げなく「あなたが一番最後よ」と言うだけで，「なぜ私が最後なのですか。何か理由があるのですか？」と，思いもよらぬ質問が返ってきてびっくりすることがあります。

問題のない人には，その場で「あなたに助けられている」「あなたはほかのスタッフのモデルです」と，その人の存在をしっかり認め，感謝の言葉をかけてください。「現場で何か問題に感じていることはありませんか？」と聞いてみることもできます。そうすることで意外な情報が入ることもありますから，ぜひ全員に面接をして，意見を述べるチャンスを与えてください。

目標に対して困っていることはないか，順調に達成しているかを確認してください。

Q9 具体性のない目標へのアドバイスを教えてください。

A 「この目標が達成できたら、あなたはどうなっているでしょうか？」と、目標の意味を質問してください。例えば「患者から苦情を言われないようにする」というようなあいまいな目標に対しては、「どのような時に患者は苦情を言いたくなると思いますか？」「それはあなたが経験したのですか？」「今までに患者から苦情をいわれた時はどのような時でしたか？」「苦情を言われないようにするためにあなたは何に気をつけようと思っているのですか？」「具体的にはどういうことですか？」と、質問を繰り返しながら、目標を絞ります。

もし、「丁寧な言葉づかいをする」と言えば、「どのような言葉づかいが丁寧だと思いますか？」「その中でこれだけは絶対守るというものがあれば教えてください」と答えを求めます。

目標が絞れてくれば、「では、こういう目標に書き換えることはできますか？」「それはいつから開始しますか？」「目標が守られているかどうかを誰かにチェックしてもらうことは考えられますか？」と、評価の仕方まで考えてもらいます。

Q 10 面接の時にいろいろと要求をしてくるスタッフがいます。どう対応すればよいですか？

A どのような要求なのかよく聞いてください。多分いろいろな不満があるのだと思います。目標管理そのものに反発しているのかもしれません。自分の存在を認めてほしいのかもしれません。上司への不満，職場への不満など，相手の言いたいことを聞いてください。要求も不満も苦情も全部聞く覚悟で面接に臨むことです。「第2章　個人目標管理における面接・スタッフ指導の進め方，1．面接者の心構え，①聞くスキル」を参照してください。話しながら相手は自分の心の中でいろんなことを考えています。そして自分で心の中を整理します。そんな話を否定したり打ち消したりせず，ただ聴いているだけでよいのです。

　一応，聴き終えたら，「あなたは今仕事が楽しいですか？」と，答えやすい質問をしてみてください。「仕事が楽しくない理由は何だと思いますか？」とまた相手に考えさせるのです。「その中で一番早く解決したいことは何と何ですか？」「何が解決すればあなたは仕事が楽しくなるのですか？」「あなたにできることはありませんか？」と質問を投げかけて考えるチャンスを与えてください。

　相手の要求にいちいち答える必要はありません。あなたの言いたいことは聞きましたよという姿勢が大事です。その上で，組織の一員としての果たすべき役割を自覚してもらうことは重要です。こちらの言うことに耳を傾けてもらうためにも，まずは相手の言いたいことを聴くことが先です。最後に「いろいろ意見を聞かせてもらってありがとう。現場のことがよくわかって助かりました」と感謝することも忘れずに。

Q11 とてもよく頑張っているのに，目標が達成できなかった人の場合，評価は何を基準にすればよいですか？

A 目標管理の評価は，その目標に対してのみ評価するのが原則です。また，目標評価は絶対評価が原則です。ほかの誰かと比べて評価したり，看護実践能力全般を評価するものではありません。その人が今，何を目標に取り組んでいるか，その目標はどの程度達成できたかを，事実の中から評価します。しかし，努力した過程をよく聴いてあげてください。達成できなかった原因は何かを聞き，本人が努力したのであればそのプロセスを認めてほしいのです。

目標を達成するためには，上司が良きアドバイザーであり，良きサポーターでなければなりません。目標が達成できなかったということは，サポートが適切でなかったのですから，「サポートが足りなくて申しわけなかった」と謝罪しましょう。その上で，どのようなサポートがあれば達成できたのかを2人で話し合ってください。話し合う過程で，本当に本人が努力したのかどうか，どの時期にどのようなサポートが必要であったかということが見えてきます。そうすれば今後の教訓として生きてきます。

スタッフとの面接は，目標の評価だけが目的ではありません。目標には表れない全体的な看護実践能力や取り組む姿勢，職務態度について褒めるところは確実に褒める，認めるところは確実に認めるということも忘れないでください。

Q12
ベテランなのに、低い目標しか出てこないスタッフがいます。適切な目標を出せるようにするには、どうかかわればよいですか？

A まず職場での位置を確認してください。例えば、「この職場にあなたの後輩は何人いますか？」「後輩にとってあなたはどのような存在だと思いますか？」と質問を投げかけます。「後輩のモデルになってほしい」と期待を述べます。「私からいくつか提案させてもらっていいですか？」と了解をとった上で、「あなたはこのようなことにチャレンジできる人だと思うのですがどうですか？」と、その人にチャレンジしてほしいことを5，6個提案します。提案事項は前もって考えておきます。「どのようなことならできますか？」と、揺さぶってみましょう。

それでも相手が目標を変えないのであれば、「私はあなたにこのことにチャレンジしてほしい」と、こちらがしてほしいことをはっきり言います。そして、「あなたの目標はこうですね」と、2人の間のギャップをはっきりさせます。「このギャップを2人で埋めることを考えませんか。何か埋める方法があれば教えてほしい」と相手に考えさせます。

ギャップは一度に埋めるのは難しい場合もあるので、少しでも目標のレベルが上がればそこで手を打つことも必要です。「これを半年単位で考えてみませんか」と提案をするのもよいでしょう。そうすれば少々低い目標でも期間が短縮します。「提案を受け入れてもらえてうれしい」と感謝の言葉も忘れないようにしましょう。「私に何かお手伝いすることがありますか？」と確認をとります。次回からは、あまり低い目標は出なくなります。

Q13 「特に言うことありません」と白けているスタッフへの面接スキルはどうしたらよいですか？

A 「あなたは免許をとって何年になりましたか？」「今,一番楽しいことは何ですか？」「今,どの患者さんを受け持っていますか？」「あなたが受け持っている患者さんで気になっている方はどなたですか？」「あなたの得意なことは何ですか？」と,相手が答えやすい質問を投げかけてください。会話が発展するようになれば,徐々に目標に焦点を当てる質問に切り替えます。

「特に言うことありません」と言いながら,本当は言いたいことがいっぱいあるのです。Q10も参考にしてください。

第4章　目標管理・面接Q&A

Q14 自分の能力以上の目標を出してくるスタッフがいます。目標を下げてほしいとは言えないので，どうしたらよいですか。

A 「この目標の中で，あなたは今どのレベルだと思いますか？」「この目標を達成するためにクリアしておかないといけないことは何と何ですか？」「それをクリアするためにはどれぐらいの期間が必要だと思いますか？」「どのような方法を考えていますか」「その前にやっておかないといけないことは何かありますか？」「その前にやっておくことのスケジュールを先に立ててみませんか？」「あなたには確実に一つひとつステップアップしてほしいので，ここにもう少し時間をかけたらどうですか？」「何年か継続して計画を立ててみませんか？」と，質問スキルを使って，適切な目標への修正を促します。目標が修正できれば，「これであなたのスキルアップは間違いなしね。私も安心だわ」とIメッセージもお忘れなく。

Q15 面接の時間になって「今は忙しい」と言って面接に応じないスタッフがいます。どうすればよいですか？

A Q1を参考にしてください。事前に面接スケジュールを組んでしまいます。当日は，朝から時間を調整して，面接時間の業務はほかのメンバーにお願いする雰囲気をつくっておくことです。面接も業務の一環ですから，その時間は皆でカバーし合うということです。それでも急な業務で手が離せないことは起こります。「いつなら時間が空きますか。あなたの都合のよい時間に合わせます」と，相手の都合を聞いてみてください。「私の方は時間外でもいいですが，あなたはどうですか？」と，こちらの面接への意気込みを伝えてはどうでしょう。本当に手が空かないのであれば，面接日を変更することも考えます。

相手の時間が取れないからと，そのままにすると決して良い結果はでません。「私は面接を断った」という実績をつくることになります。そういうことは，職場風土に大きく影響します。

第4章　目標管理・面接Q&A

Q 16

面接時にスタッフがしゃべりすぎていつも時間がオーバーします。何か良い方法はありますか？

A 面接の始まりに終了時間を確実に伝えておきます。「第2章　個人目標管理における面接・スタッフ指導の進め方，3．面接のための準備～フィードバックメモの活用」を参照してください。事前にフィードバックメモに必要事項を書き込んで準備をします。話が長引く場合，適当な場面でフィードバックメモに戻って，話の流れを変えることも必要です。話の中で何を言おうとしているのかをくみ取り，途中でも，「そのことは別の機会に聞きますね」と，話題を切り替える場合もあります。

　いつも同じ人が長いのであれば，それはその人の癖ですから，看護師として相手の話に耳を傾ける訓練もしなければなりません。時間管理をする上でも，自分の意見を時間内にまとめて伝えるということも大事なことです。「最初の10分は自由に話してもらっていいわよ」と言っておくのもよいかもしれません。深刻な話や重要な話を途中で中断した時は，できるだけ早い時期にもう一度時間をとった方がよいでしょう。

Q17 目標をたくさん出すスタッフがいます。どのように整理したらよいですか？

A 目標に挙げて本当に取り組むことかどうかの見極めが大事です。目標に挙げなくても，看護師として，しなければいけないことはたくさんあります。看護師として当たり前のことが目標になっていることもあります。例えば，「健康管理に気をつける」という目標は，誰もが気をつけなければいけないことで，特別目標に挙げることではありません。

「私語を慎む」というのも，慎めばよいだけのことです。単なる注意事項と目標を混同している場合があります。一つひとつの目標の意味を確認してください。目標管理は「目標による自己管理」ですから，自分で立てた目標を1年間どのように自分で管理するか，そして，どう達成していくかというものです。達成しなければ意味がありません。達成に向けて努力する過程が大事ですから，努力しなくてもできることは目標に挙げる必要はありません。努力する気がないのに目標に挙げる価値はないのです。目標はスローガンではありません。夢や理想を挙げればよいというものでもありません。

第4章 目標管理・面接Q&A

Q18

私は課長ですが，苦手なスタッフがいて面接が苦痛です。苦手な人とのかかわり方を教えてください。

A 私自身は苦手な人がほとんどいなかったので，どのような人が苦手なのかがよくわかりません。しかし，面接をする上で，例えば反抗的な態度をとる人，年上の人，価値観の違う人などをいうのでしょうか？ 私生活で親しくしている人も，上司と部下という関係での面接はしにくいかもしれません。

多分，相手はかなりのキャリアのある人で，看護実践力のある人だと思いますから，相手の良いところを見つけて褒めることから始めてください。特に患者からの良い評価，同僚からの良い評価があれば，そのことを確実に伝えてください。見え透いたお世辞は良くありません。事実を伝えることです。そのために，フィードバックメモを事前に準備しておきます。

「あなたには助けられている」と，感謝の気持ちを表現し，平素の労をねぎらうことも大切です。話が続きにくいようであれば，「課長としての私に何か注文があれば教えてほしい」とお願いしてみてはどうでしょう。かなり厳しい注文をつけられることも覚悟の上です。いいわけはよくありません。相手の言うことに耳を傾けるのです。相手はいろいろ話しながら自分で考えます。

場合によっては，「私はあなたと話し合いをするのは本当は苦手なのです」と本音を打ち明けるのもよいでしょう。ある程度自分の弱みも見せて，自分をさらけ出すということも必要です。そして，「十分なサポートができなくて申しわけない」と謝罪をしてください。そのようにして，心の架け橋をかける努力をしてください。その上で，「ところで目標のことだけど…」と，面接の目的に戻ってはどうでしょう。

Q10，13も参考にしてください。

あとがき

　目標管理を効果的に機能させるためには，スタッフ一人ひとりが看護職者としての役割や責任を確実に認識することが前提になる。誰のために看護活動をするのか，何のために組織の一員として採用されたのかの意識を高めることである。そして，なぜ目標管理をするのか，誰のためにするのか，目標管理をすることで，私たちはどこに向かおうとしているのかを共通理解することから出発する。

　目標管理は正しくは「目標による自己管理」である。一人ひとりが主体的に目標を設定し，目標を自分で管理しながら，一つひとつステップアップすることで，個人の成長と組織の成長を統合させるシステムである。したがって，目標設定の段階から適切な目標が設定できるように上司がサポートしなければならない。目標設定時に，①個人の目標が組織の目標に適合しているか，②本人のキャリアに合っているか，③評価基準は適切か，④方法や進め方に無理はないか——などを，対話型面接をとおして確認する。

　目標の本体が見えてくれば，その目標に対して現状はどうなのかを洗い出し，目標と現状のギャップをはっきりさせる。1年後にはこうなりたい，しかし今はこの段階であるというギャップの明確化である。ギャップを明確にすることで，ギャップを埋める方策が現実味を帯びて見えてくる。その方策が具体的実施計画である。いつ，誰が，何を，いつまでに，どのくらい，どのような方法でするのかの具体的実施計画が立てられれば，後は計画どおりに進めばよい。計画が具体的であれば，本人も行動を起こしやすいし，行動を継続しやすい。周囲からのサポートが得やすくなる。

　本文で述べたとおり，当看護部では平成9年から「やりがい支援の個人目標管理」を行ってきた。6年が経過した今，かなり良い形で定着してきたと自負している。スタッフ一人ひとりが真剣に目標に向かってステップアップする姿勢が職場を活性化させている。「地域住民の医療を担う」という市民病院の目的はスタッフの意識の中に浸透している。個人の目標と組織の目標の統合が図られていることを周囲から認められるようになった。

　しかし，今回，原稿をまとめる過程で多くの反省点が明確になった。目標設定が必ずしも適切とはいえない例が見受けられた。目標設定の段階で上司が適切にかかわれていない場合があることが明らかになった。目標面接においても，時間の確保さえできない所属があることもわかった。立ったままで課長評価だけを伝えることが，いまだに行われていることも見逃すことはできない。

　今回，当看護部の目標管理を本書に紹介することで，振り返りの機会をいただき，大いなる反省の機会をいただいたことを，この場を借りて感謝申し上げる。

目標管理は，今や社会の流れである。やりがい支援だけにとどまらず，成果主義・実力主義への変換は避けて通れないところまできている。目標達成は上司と部下のパートナーシップで成し遂げるものであり部下の目標達成は上司の責任である。任せっぱなしは責任の放棄であり信頼関係を損なう。

　一人ひとりが磨けば光る無限の可能性を持っていることを信じ，上司と部下の信頼関係をより強固なものにし，一人ひとりの能力を引き出し，目標達成をサポートしていくことが，個人の幸福と組織の発展につながることを，今いちど肝に銘じたい。

　本書をまとめるにあたり，忙しい業務の間を縫って，大変な苦労をしていただいた，三木市民病院の看護部の皆さまにエールを送ります。

多羅尾美智代

執筆者一覧

編著：多羅尾美智代

（序章／1章　1，4，5／2章　1，2，3／3章　12，13，14およびコメント／4章）

執筆：三木市民病院看護部（執筆順）

藤田一枝	看護次長	（1章　2，3）
市原和江	看護次長	（2章　4／3章　事例10，11）
桃塚朱美	看護課長	（3章　事例1）
辻郷昌美	看護課長	（3章　事例2）
西岡三津代	看護課長	（3章　事例3）
中山董	看護課長	（3章　事例4）
野村哲子	看護課長	（3章　事例5）
関律子	看護課長	（3章　事例6）
山田道子	看護課長	（3章　事例7）
阪本好美	看護課長	（3章　事例8）
山中知恵子	看護課長	（3章　事例9）

表紙写真　多羅尾正夫

目標管理のための面接マニュアル ©

〈検印省略〉

2003年11月20日発行　　第1版第1刷
2004年 2月10日発行　　　　第2刷

編著：多羅尾美智代（たらおみちよ）　　執筆：三木市民病院看護部

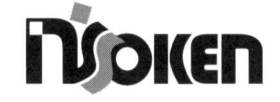

企　画：日総研グループ
代表　岸田良平
発行所：日総研出版

本部	☎ (052)483-7311　FAX (052)483-7336 〒453-0017 名古屋市中村区則武本通1-38(日総研グループ縁ビル)		大阪	☎ (06)6262-3215　FAX (06)6262-3218 〒541-0053 大阪市中央区本町4-5-16(本町華東ビル)
札幌	☎ (011)272-1821　FAX (011)272-1822 〒060-0001 札幌市中央区北1条西3-2(井門札幌ビル)		広島	☎ (082)227-5668　FAX (082)227-1691 〒730-0013 広島市中区八丁堀1-23(ヴェル八丁堀)
仙台	☎ (022)261-7660　FAX (022)261-7661 〒980-0021 仙台市青葉区中央1-2-3(第一ビル)		福岡	☎ (092)414-9311　FAX (092)414-9313 〒812-0011 福岡市博多区博多駅前2-20-15(第7岡部ビル)
東京	☎ (03)5281-3721　FAX (03)5281-3675 〒101-0062 東京都千代田区神田駿河台2-1-47(廣瀬お茶の水ビル)		DTP	☎ (052)483-7340　FAX (052)483-7345 〒453-0017 名古屋市中村区則武本通1-38(日総研グループ縁ビル)
名古屋	☎ (052)483-7281　FAX (052)483-7285 〒453-0017 名古屋市中村区則武本通1-38(日総研グループ縁ビル)		流通	☎ (052)443-7368　FAX (052)443-7621 〒490-1112 愛知県海部郡甚目寺町上萱津大門100

・乱丁・落丁はお取り替えいたします。本書の無断複写複製（コピー）やデータベース化は著作権・出版権の侵害となります。
・この本に関するご意見は、ホームページまたはEメールでお寄せください。E-mail info@nissoken.com

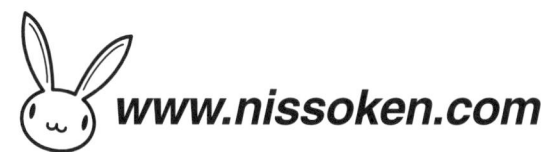

www.nissoken.com

ホームページに
メールアドレスを登録していただきますと、
新刊案内ニュースなどを
随時メール（無料）でお送りいたします。